RÉSULTATS DE L'INTERVENTION CHIRURGICALE

DANS

QUELQUES CARCINOMES

(LARYNX — TUBE DIGESTIF — UTÉRUS)

PAR

Le Docteur César-Eugène GODET

Ancien interne des hôpitaux de Paris
Ex-interne lauréat des hôpitaux de Reims

PARIS

G. STEINHEIL, ÉDITEUR

2, RUE CASIMIR-DELAVIGNE, 2

1886

RÉSULTATS DE L'INTERVENTION CHIRURGICALE

DANS

QUELQUES CARCINOMES

(LARYNX — TUBE DIGESTIF — UTÉRUS)

PAR

Le Docteur César-Eugène GODET

Ancien interne des hôpitaux de Paris
Ex-interne lauréat des hôpitaux de Reims

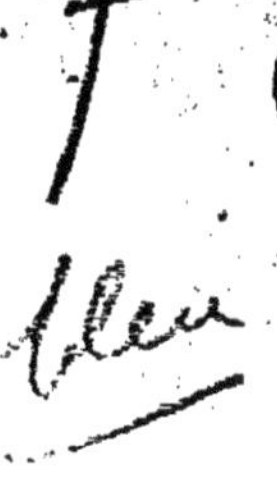

———————

PARIS

G. STEINHEIL, ÉDITEUR

2, RUE CASIMIR-DELAVIGNE, 2

—

1886

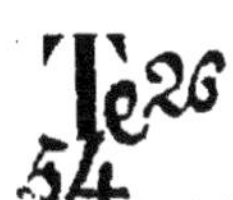

RÉSULTATS DE L'INTERVENTION CHIRURGICALE

DANS

QUELQUES CARCINOMES

(LARYNX — TUBE DIGESTIF — UTÉRUS)

QUELQUES CARCINOMES

(LARYNX — TUBE DIGESTIF — UTÉRUS)

AVANT PROPOS

Dans ces dix dernières années, la thérapeutique des carcinomes viscéraux a suscité un certain nombre d'opérations nouvelles qui resteront l'honneur de la chirurgie moderne. Si quelques-unes d'entre elles paraissent aujourd'hui hardies et téméraires, si même il en est qui doivent être un jour proscrites de la thérapeutique du cancer, il faut néanmoins se louer des tentatives qui ont été faites, car elles constituent un progrès considérable. Ces opérations nouvelles seront toujours justiciables d'autres affections moins meurtrières que le cancer.

Faut-il citer des exemples ?

Le Rétrécissement infranchissable de l'œsophage nécessite d'une façon formelle la Gastrostomie. C'est, en effet, une excellente opération qui doit réussir. Si elle ne donne que des résultats funestes pour le cancer de l'œso-

phage, si en ce cas il faut la proscrire d'une façon absolue, ce n'est pas l'opération qu'il faut incriminer, mais
bien l'état cachectique du sujet.

Quel sera le sort de la Pylorectomie ? Il n'est pas douteux qu'elle ait donné de très beaux succès dans le cas de
rétrécissement infranchissable du pylore. C'est donc une
opération qu'on ne peut condamner de parti pris. Pour
le cancer, elle est bien plus discutable. Nous citerons
quelques cas remarquables, mais un bien plus grand
nombre d'insuccès. C'est l'avenir qui lui assignera la
place qu'elle mérite.

L'Extirpation du larynx longtemps regardée comme
impraticable, est maintenant à l'ordre du jour. Il est
prouvé que c'est une opération relativement facile, et
que, dans certaines circonstances, elle devient une ressource précieuse.

L'Hystérectomie vaginale est entrée aujourd'hui dans
le domaine chirurgical où elle occupe une place prépondérante. Mais que d'adversaires n'a-t-elle pas rencontrés
parmi les chirurgiens ! Ce n'est que grâce à une impulsion
énergique, qu'elle a pu triompher de toutes les résis-
tances. En moins de 18 mois, elle est pratiquée plus
de 50 fois à Paris.

Les variations que subissent ces opérations nouvelles
montrent bien qu'on ne doit les accueillir qu'avec beaucoup de réserve, mais qu'il ne faut pas non plus les rejeter de parti pris. Nous avons eu le bonheur, pendant nos
années d'internat, d'assister à quelques-unes de ces opérations nouvelles, et, c'est pour nous faire une idée sur
chacune d'elles que nous entreprenons ce travail.

CANCER DU LARYNX

Le 31 décembre 1873, Billroth fit la première extirpation totale du larynx, chez l'homme, pour un cancer. Il eut un succès opératoire ; mais le malade mourait au bout de sept mois d'une récidive survenue quatre mois après l'opération.

Depuis cette époque, l'extirpation totale du larynx entre dans la pratique chirurgicale ; elle est faite un assez grand nombre de fois en Autriche, en Allemagne, en Italie, en Angleterre, en Amérique, en Russie.

En France, la priorité de l'opération appartient à notre vénéré maître, le docteur L. Labbé. Dans une communication à l'Académie de médecine (1885), il rend compte de l'opération qu'il a pratiquée avec succès.

Le malade mourut accidentellement de pneumonie quatre mois après.

Actuellement on ne compte en France que cinq cas semblables. Deux appartiennent au Dr Péan, les deux autres sont encore de M. L. Labbé. Nous avons eu la bonne fortune d'assister à ces deux opérations ; nous avons pu suivre les malades, et nous tenons à rapporter ici les observations que nous avons prises et qui ont déjà paru dans la thèse d'agrégation de notre maître M. Schwartz. Nous le faisons d'autant plus volontiers

que nous pouvons aujourd'hui compléter la dernière de
ces observations, ce que ne pouvait faire M. Schwartz
au moment de la publication de son travail.

OBSERVATION I

Epithélioma du larynx ; extirpation du larynx par le Dr L. Labbé ;
pneumonie ; mort.

M. D... est âgé de 51 ans, a toujours joui d'une bonne santé,
et n'accuse aucune maladie antérieure ; il n'a jamais eu la syphilis ;
il raconte qu'il a eu un peu d'eczéma de la face vers le mois
d'avril 1884 et fait remonter le début de sa laryngite au mois de
mai de la même année (1884). Depuis cette époque, la voix s'est
modifiée, enrouement presque constant avec quelques alterna-
tives d'amélioration.

Il se présente à la clinique du Dr Cadier le 13 décembre 1884,
et il est soumis à un examen complet. On constate chez lui de
la rougeur du pharynx avec des granulations et de la stase vei-
neuse de cet organe.

Du côté du larynx, il y a de la rougeur des éminences arythé-
noïdes, de l'épaississement du bord des cordes vocales avec développement assez marqué des glandes. On constate également
un peu de gonflement de la commissure postérieure.

En janvier 1885, le malade se trouve un peu mieux et part en
voyage dans le Midi.

Il ne revient qu'en septembre 1885, et alors M. le Dr Cadier
constate une tumeur assez volumineuse, ulcérée, de la bande
ventriculaire gauche. M. Cadier porte alors le diagnostic d'épithélioma laryngien.

En novembre, la tumeur a augmenté de volume ; l'aphonie
est complète. Par la palpation du cou, on constate un petit
ganglion sous le sterno-mastoïdien gauche.

L'état général est bon. L'appétit conservé. Cependant le malade éprouve un peu de salivation.

Le 5 janvier 1886, la tumeur se développe rapidement; elle envahit toute la bande ventriculaire gauche. Elle présente un aspect bosselé, avec ulcérations blanchâtres. Le malade a de fréquents besoins d'avaler, une salivation abondante. Les ganglions augmentent un peu de volume.

Le 15 janvier, la respiration, facile jusque-là, commence à se modifier. Le malade éprouve de la dyspnée quand il fait quelque effort, et, même au repos, il a un léger degré de suffocation permanente.

En présence de ces signes et du diagnostic porté, M. le Dr Cadier conseille au malade l'ablation de la tumeur, et, le 29 janvier, il pratique la trachéotomie préliminaire. Pour éviter toute perte de sang, l'opération est faite au thermocautère. La trachée découverte, on incise au bistouri les 2e, 3e et 4e anneaux de la trachée. L'incision trachéale est faite le plus bas possible.

Les suites de l'opération furent très simples. Le malade n'eut pas de fièvre. Pas de toux. La respiration se fit très librement, et le malade, au bout de quelques jours, se promenait sans aucune dyspnée.

Le 2 février, il est examiné par M. L. Labbé et le Dr Cadier, qui proposèrent au malade l'extirpation totale du larynx. L'opération est acceptée et fixée au 19 février.

Les jours qui précédèrent, M. Cadier applique la canule de Trendelenburg plusieurs fois par jour, jusqu'à ce qu'elle soit tolérée très facilement.

L'opération est pratiquée le 19 février chez les Frères Saint-Jean de Dieu, rue Oudinot, par M. Labbé, assisté du Dr Cadier, de MM. Schwartz, Remy, Charles Labbé, Barette, Castex.

On place devant la canule de Trendelenburg une éponge imbibée de chloroforme, et l'anesthésie est presque complète au bout de quelques instants. M. Labbé fait une incision horizontale parallèle à l'os hyoïde, et une autre sur la ligne médiane, verticale, perpendiculaire à la précédente. Toutefois, cette incision ne rejoint pas la plaie faite pour la trachéotomie. Un pont charnu sépare ces deux plaies.

Puis, avec le galvanocautère, M. Labbé dégage le larynx de chaque côté, sans effusion de sang aucune, en détachant les muscles qui prennent attache sur le larynx. Les grandes cornes du thyroïde sont sectionnées, et alors, attaquant le larynx de bas en haut, M. Labbé sectionne le cartilage cricoïde dans son milieu, voulant conserver une pièce cartilagineuse résistante à la partie supérieure de la trachée. Ce temps de l'opération est assez long et minutieux, afin de ménager les vaisseaux et nerfs situées de chaque côté du larynx.

Enfin, après cette section, on saisit avec une érigne le larynx, qu'on fait basculer de bas en haut, et qu'on dégage lentement avec le galvanocautère, en rasant les surfaces cartilagineuses.

L'opération effectuée, on constate qu'il ne reste plus que des tissus sains. Il est fait seulement quelques ligatures, car l'opération, la seconde pratiquée par M. Labbé, fut remarquable par la perte de sang, réellement insignifiante. Le malade n'avait pas perdu plus de 200 grammes de sang.

Un tube est placé dans l'œsophage, pour alimenter le malade, et on ne réunit que les parties latérales de la plaie. Le reste est bourré avec des tampons de gaze iodoformée.

Sur le côté gauche du cou, M. Labbé fait une incision de 4 centimètres parallèle au bord antérieur du sterno-mastoïdien, et enlève 3 à 4 ganglions carotidiens de la grosseur d'une noisette. Cette petite plaie est ensuite suturée complètement.

L'après-midi se passa bien ; mais la nuit, le malade éprouva de l'agitation, de l'oppression qui augmenta progressivement, et bientôt une asphyxie qui menaçait de l'emporter rapidement. Le lendemain, de très bonne heure, on vint chercher le Dr Labbé, qui le trouva presque mourant ; il avait la face congestionnée, le pouls petit, à peine perceptible ; la respiration ne se faisait plus.

En effet, la canule avait été obstruée par des caillots, et l'air ne pouvait plus arriver aux poumons. Aussitôt on changea la canule; l'excitation de la trachée avec une plume amena le rejet d'une quantité énorme de mucosités sanguinolentes. Dès lors, la respiration s'améliora notablement, et les phénomènes d'asphyxie disparurent; mais il en resta une congestion pulmonaire assez intense, avec de gros râles généralisés dans toute la poitrine.

        20 février, matin, 38°,6 ;   soir, 38°,4 ;
        21   —   —   38°,2 ;   — 38°,2 ; pouls, 104.
        22   —   —   38°,2 ;   — 39°.
        23   —   —   38°,2 ;   — 38°,2 ;   — 96.
        24   —   —   38° ;   — 37°,6 ;   — 90.
        26   —   —   38° ;   — 38°,4 ;   — 90.

L'aspect de la plaie est excellent. Le lendemain de l'opération, il était survenu un peu d'empâtement autour de la plaie ; il a complètement disparu. Plus de rougeur. Plus de gonflement.

L'alimentation se fait très bien par la sonde œsophagienne. La plaie faite au côté gauche pour l'extirpation des ganglions est complètement réunie ; les fils sont enlevés.

Les pansements sont faits deux fois par jour avec de la gaze iodoformée. On applique des tampons assez résistants pour empêcher la plaie de se rétrécir trop rapidement.

La suppuration est insignifiante, et l'on voit se développer des bourgeons charnus de très bon aspect.

27 février, matin, 37°,8 ; soir, 38°   ; pouls, matin, 84 ;
28   —   —   38°,6 ; — 38,2 ; —   —   92 ; soir, 94.
1er mars,   —   37,4 ; — 38°,6 ; —   —   90 ; — 120.

Depuis trois jours, l'état continuait à être satisfaisant.

Le 27, M. Cadier pouvait faire manger le malade par la bouché, en protégeant la trachée avec des tampons pressés assez fortement, de manière à éviter le passage des aliments dans les voies aériennes.

Le 1ᵉʳ mars, apparaissent des signes de congestion pulmo-naire. La nuit est mauvaise, le malade tousse, est un peu agité, a de la fièvre On entend aux deux bases des râles assez abondants.

Le 2 mars, 38°,8 ; 39°,6 ; pouls, 130.

Etat grave. Râles crépitants et sous-crépitants dans les deux poumons. Le malade s'affaiblit. Fièvre. Transpiration. Expectoration abondante.

Le 3, 38°,6 ; 39°,2 ; 116.

Le 4, 39°,2 ; 39°,4 ; 125, 140.

Il meurt le 5 mars, après avoir présenté des signes évidents de broncho-pneumonie des deux poumons.

L'autopsie n'a pu être faite.

Examen du larynx extirpé. La pièce se compose :

1° Du cartilage thyroïde, moins les cornes. Ce cartilage n'est pas modifié dans sa forme, mais il est modifié dans sa consistance : il est ossifié.

Le pharynx a été détaché. Une partie de l'épiglotte seulement est restée adhérente au thyroïde par sa base.

Les lésions portent sur les cordes vocales supérieure et inférieure des deux côtés.

2° Le cartilage cricoïde a été enlevé en partie seulement ; a partie inférieure est restée en place, tandis que la partie postérieure, le chaton, a été détachée.

La lésion s'arrête à un demi-centimètre de la partie enlevée.

Après l'incision du cartilage cricoïde et l'ouverture du larynx, on constate que la corde vocale supérieure *gauche* est transformée en une espèce de boudin irrégulier, dur, du volume d'un haricot, ulcéré à sa partie inférieure.

La corde vocale inférieure gauche présente une ulcération ; on constate que la lésion ne s'étend pas loin de ce côté, et il reste des traces de la cavité ventriculaire.

Côté droit. — La partie postérieure de la corde vocale supérieure, à l'union du repli aryténo-épiglottique et de la corde vocale supérieure, est tuméfiée et indurée. Le reste de cette corde vocale supérieure est sain.

La cavité ventriculaire existe.

La corde vocale inférieure de ce côté est beaucoup plus altérée et présente une saillie aplatie, de forme circulaire, ayant près d'un centimètre de diamètre.

La lésion est restée limitée aux parties molles. Du côté gauche, trois ganglions du volume d'une fève sous le sterno-mastoïdien.

A droite, pas de ganglions.

L'examen histologique de ces tumeurs, pratiqué au laboratoire de la Faculté par le Dʳ Remy, agrégé, a démontré qu'il s'agissait d'un épithélioma pavimenteux lobulé.

OBSERVATION II

Epithélioma du larynx ; extirpation, par le Dʳ L. Labbé.

Le nommé Egerm..., 50 ans, concierge, 15, rue Lamennais, est un ancien soldat de cavalerie qui contracta plusieurs blennorrhagies, la dernière en 1870. Il eut la syphilis à l'âge de 25 ans, syphilis d'allures bénignes. Il raconte qu'il eut des taches couleur jambon sur le corps.

Il n'a jamais eu d'enfants.

Depuis quelques années, il s'enrhûmait facilement, était très sensible aux poussières. Il avait la poitrine grasse.

Il y a trois ans, il a été pris d'une extinction de voix subite, aphonie complète. Il alla alors à la clinique du Dʳ Fauvel, qui lui prescrivit du vin de Mariani et des granules dont il ne peut dire la nature ; il guérit très bien de cette aphonie, mais depuis, il avait de temps en temps de l'enrouement, sans toutefois éprouver de douleurs dans la région du larynx.

Le 5 septembre 1885, il est pris dans la matinée d'une sensation de gêne au larynx, avec difficulté pour respirer ; la voix est notablement altérée.

Le malade appelle le Dʳ Weissgerber. La dyspnée est assez

marquée, il ne peut garder le lit la nuit ; il est obligé de se mettre à la fenêtre pour respirer. Pour calmer sa dyspnée, on lui applique des ventouses plusieurs jours de suite.

L'état ne s'améliore nullement, et le 11 septembre, le D' Weissgerber reconnaît un œdème sus-glottique assez marqué. Depuis une journée, en effet, la dyspnée devenait très intense, accompagnée de phénomènes d'asphyxie. Le malade n'avait pas de crachats sanglants ni d'autre nature.

Le 12 septembre 1835, M. le D' Barette, Prosecteur de la Faculté, est appelé à midi par le médecin du malade et le trouve dans l'état suivant : cyanosé, les extrémités froides, la respiration rare et haletante, le pouls presque insensible ; l'air n'arrivait plus aux poumons.

Immédiatement, le D' Barette se met en devoir de pratiquer la trachéotomie ; l'opération fut rapide et facile ; il n'y eut pas d'hémorrhagie inquiétante.

Après l'introduction de la canule, la respiration est presque nulle. L'excitation de la trachée avec une plume provoque l'expulsion de mucosités très abondantes. Le malade ne réagit en aucune façon ; il oublie de respirer.

Pendant vingt-cinq à trente minutes au moins, on est obligé à chaque instant d'exciter la trachée et de provoquer des efforts de toux : ce n'est que de cette façon qu'on arrive à le faire respirer quelque peu et rejeter des mucosités spumeuses très abondantes.

La flagellation de la poitrine, l'application des sinapismes, l'injection sous-cutanée de 2 centimètres cubes d'éther, tels sont les moyens employés par le D' Barette pour le faire sortir de cet état.

Une heure après l'opération, le pouls s'est régularisé, la cyanose générale a diminué notablement, puis la respiration se régularise peu à peu.

Le soir, à 6 heures et demie, l'état de l'opéré est très bon ; il expulse par la canule des mucosités abondantes, le pouls est régulier, la peau un peu chaude.

On applique devant la canule une cravate de gaze imbibée d'eau tiède additionnée de teinture d'eucalyptus qu'on renouvelle de temps en temps.

Les jours suivants, la respiration s'est de plus en plus améliorée ; au bout de quelques jours le malade a bon appétit, reprend des forces, se promène.

Comme le diagnostic de l'affection restait très incertain, le malade se présente à la clinique du Dr Cadier, afin que l'on pût pratiquer l'examen laryngoscopique.

25 septembre 1885. — M. le Dr Cadier constate un œdème considérable de la bande ventriculaire droite, sans ulcérations ; la tumeur en ce point présente un aspect arrondi, lisse, non congestionné.

M. le Dr Cadier porte le diagnostic de gomme de la bande ventriculaire droite, et soumet le malade au traitement spécifique : sirop de Gibert d'abord à la dose de deux cuillerées par jour, puis iodure de potassium, 5 grammes par jour.

Malgré ce traitement, il ne se produit aucune amélioration ; cependant on ne constate encore chez lui aucune déformation extérieure du larynx ; le malade a de temps en temps des crachats sanguinolents qu'on attribue à l'irritation de la trachée par la canule.

Plusieurs fois, M. le Dr Barette essaie d'enlever la canule, afin de faire respirer le malade par le larynx ; mais chaque fois ces tentatives échouent, l'air ne passe pas par le canal laryngien et l'on est obligé de replacer aussitôt la canule.

10 octobre 1885. — Le malade se présente de nouveau chez le Dr Cadier, et l'on constate chez lui des lésions plus avancées ; outre la tumeur siégeant sur la bande ventriculaire droite, l'examen laryngoscopique montre que l'éminence arythénoïde droite est absolument immobile et que la cavité laryngienne est remplie presque complètement par le néoplasme.

Déjà, à cette époque, on trouve sur le côté du cartilage cricoïde, une sorte de tumeur ossifiante, adhérente et dépendant du cricoïde ; on croit alors à une périchondrite de nature syphilitique, avec tumeur de même nature remplissant la cavité du larynx, et le malade est soumis au même traitement qu'il continue déjà depuis le 25 septembre.

Pendant les mois d'octobre et novembre, le malade revient une fois par semaine à la clinique du D' Cadier. On constate que le traitement antisyphilitique n'améliore en rien l'état du malade, que l'examen laryngoscopique devient de plus en plus difficile ; car chaque fois que l'on place le miroir, le malade se congestionne, et la suffocation est imminente. M. le D' Barette, à plusieurs reprises, dans les mois d'octobre et novembre, essaie de faire respirer le malade soit en retirant la canule et en fermant la plaie trachéale, soit en appliquant des canules à soupape ; jamais l'air ne pouvait passer par le larynx, ce qui démontre une oblitération très complète de cet organe par le néoplasme.

Néanmoins, l'aspect extérieur du larynx, jusque-là normal, ne commence à se modifier que vers le mois de décembre ; on constate alors une augmentation de volume de l'organe ; les cartilages sont épaissis, envahis à leur tour par la tumeur. A la palpation, on perçoit un empâtement général de toute la région, avec sensation d'une consistance cartilagineuse.

A cette époque, 10 décembre, on supprime le traitement, puisqu'il n'a pas produit la plus petite amélioration.

L'état général du malade est bon ; il mange bien, se promène, mais il a facilement des accès de suffocation ; aussi, à partir de cette époque, on n'essaie plus de pratiquer l'examen laryngoscopique. On ne constate aucun ganglion dans les régions latérales du cou.

Cet état persiste ainsi tous les mois de janvier et de février 1886, le volume du larynx augmente chaque jour, au point qu'il paraît doublé.

Les accès de suffocation se répètent plus fréquemment et surviennent même pendant le repos, ce qui permet de soupçonner une compression des nerfs récurrents.

Le malade réclame lui-même une opération, et M. le Dr Cadier, n'espérant plus rien du traitement par l'iodure de potassium, amène le malade à l'hôpital Beaujon, pour le soumettre à l'examen de M. le Dr Léon Labbé. On essaie en vain l'examen laryngoscopique ; le larynx est rempli par une production néoplasique, les cartilages sont envahis, le tout formant une tumeur du volume du poing. M. L. Labbé, en présence de cet état considère que l'extirpation du larynx est seule possible maintenant; il la propose au malade qui l'accepte, après s'être bien rendu compte des dangers qu'il courait.

L'opération est fixée au 31 mars. Mais le malade entre définitivement dans le service de M. Labbé le 26 mars ; car pendant plusieurs jours, on doit lui appliquer la canule de Trendelenburg pendant un quart d'heure environ, pour l'habituer à cet instrument. Les premières fois, lorsqu'on injecte de l'eau dans le réceptable en caoutchouc, le malade a quelques accès de suffocation, mais bientôt il s'y habitue et supporte très bien la canule.

Le malade est placé dans un pavillon spécial d'isolement et l'opération est pratiquée le 31 mars, à neuf heures du matin, avec l'aide de MM. les docteurs Cadier, Schwartz, Rémy, Charles Labbé, Barrette, et les internes du service.

Le malade est endormi par M. Charles Labbé, qui applique une éponge imbibée de chloroforme au devant de l'orifice de la canule de Trendelendurg. Au préalable, on avait injecté dans le réceptable la quantité d'eau nécessaire pour amener l'occlusion de la trachée, et empêcher le sang de tomber dans les voies aériennes pendant l'opération.

M. L. Labbé fait au bistouri une incision horizontale parallèle à l'os hyoïde, et une autre verticale, perpendiculaire à la précédente, sur la ligne médiane. Puis, il abandonne le bistouri pour le galvano-cautère, afin de libérer le larynx sur les parties latérales, et d'éviter toute effusion sanguine.

Pendant le cours de l'opération, le malade tout à coup a une syncope, le cœur et la respiration s'arrêtent. Aussitôt on fait la respiration artificielle, on applique le marteau de Mayor sur la région précordiale, on suspend le malade par les pieds, la tête en bas. Au bout de vingt minutes seulement, la respiration, d'abord faible, se rétablit enfin complètement, et M. Labbé peut ainsi continuer l'opération.

Les grandes cornes du thyroïde sont sectionnées ; puis, M. Labbé saisit avec des pinces à griffes le cricoïde, qu'il sectionne complètement, afin de dégager le larynx de bas en haut. Une sonde est introduite dans l'œsophage pour ne pas ouvrir ce conduit, et avec le galvano-cautère, M. Labbé rase la face postérieure du larynx, ménageant ainsi l'œsophage. Enfin le larynx est dégagé sur les parties latérales, et enlevé complètement.

On s'aperçoit alors que l'orifice supérieur de la trachée est comblé par une masse qui l'obstrue complètement, et se prolonge sur les parties latérales. Toutes ces portions malades sont disséquées lentement, et enlevées, jusqu'à ce qu'il ne reste plus de tissu malade. Il n'est enlevé aucun ganglion.

Le malade a perdu une très petite quantité de sang, qu'on peut évaluer à 250 grammes, pas plus. Puis, on fait l'hémostase complète, les ligatures nécessaires, et l'on applique un tube dans l'œsophage pour l'alimentation du malade. Il respire par la canule de Trendelenburg qu'on laisse en place. Toute la plaie est bourrée avec des tampons de gaze iodoformée. Il n'est fait aucune réunion. On applique enfin de l'ouate et une cravate pour maintenir tout le pansement.

Enfin le malade se réveille très paisiblement, et n'a pas de vomissements de la journée, l'opération n'a pas duré moins de deux heures et demie.

Les suites furent très simples. La température ne dépasse pas 38°,5 les trois jours qui suivent l'opération, puis elle redevient normale, et n'a subi aucune ascension depuis.

Le malade est nourri par la sonde œsophagienne trois fois par jour ; on lui administre après l'opération du champagne, du rhum. Enfin, le lendemain, il prend environ deux litres de lait et du vin de banyuls qu'il digère très bien, et, le quatrième jour, on lui administre de la poudre de viande délayée dans du sirop de punch et du lait.

Le pansement est renouvelé deux fois par jour.

16 avril. Le malade se lève et se promène. dans la salle, se porte bien, la respiration est normale. On lui enlève le tube œsophagien qu'on replace seulement pour l'alimenter.

Le 20. Le malade peut même déglutir seul ; mais une partie des aliments liquides. retombe par la plaie, tandis que l'autre partie seulement pénètre dans l'œsophage.

Avec un tampon, il suffit d'obstruer la plaie sus-jacente à la canule pour diriger les aliments dans l'œsophage.

Le 24. Le malade se lève la plus grande partie de la journée et peut même se promener dans les jardins. L'état général est bon ; la plaie bourgeonne bien dans la partie supérieure, mais à la partie inférieure, sur le pourtour de l'orifice de la trachée, près de la canule, on constate des excroissances, qui sont suspectes, et font craindre une récidive imminente.

20 mai. Les bourgeons n'augmentent pas et prennent plutôt un meilleur aspect.

L'état général du malade est très bon. Il s'alimente sans sonde œsophagienne.

La plaie de l'extirpation se rétrécit beaucoup.

Examen de la tumeur pratiqué au laboratoire d'histologie de la Faculté, par le Dr Rémy, agrégé. — L'ablation a porté sur le cartilage thyroïde (moins les cornes) et sur le cricoïde; mais il est impossible de dire quelle quantité du cricoïde a été enlevée, car le néoplasme l'a totalement transformé.

Sur la ligne médiane, et presque jusque sur les bords postérieurs du thyroïde, le cartilage est détruit. Des nodosités s'élèvent sur sa face antérieure, symétriquement placées, du volume d'une noix, chacune. Ces nodosités, recouvertes d'une capsule fibreuse, montrent, après incision, un tissu d'apparence alvéolaire qui éveille de suite l'idée de cancer.

Le volume du thyroïde est doublé par le fait de cette néoplasie. La tumeur ne dépasse pas l'épiglotte en haut ; en bas, elle s'étend jusqu'à la trachée, qui se trouve oblitérée par elle comme par un bouchon.

A l'intérieur du cartilage thyroïde, toutes les parties molles sont prises, on ne trouve que des vestiges des aryténoïdes et du cricoïde.

Les tissus normaux sont remplacés, et les cavités comblées par des végétations *multiples*, dures, de volume très variable. On ne peut reconnaître ni cavité ventriculaire, ni cordes vocales, supérieure et inférieure, ni l'orifice de la trachée. Il y a adhérence de la tumeur avec les tissus superficiels.

La pièce présente en outre un certain nombre de masses enlevées consécutivement à l'ablation du larynx, masses presque aussi volumineuses que la tumeur primitive, de sorte que le volume total de la tumeur enlevée représente bien celui d'une grosse orange.

On trouve une destruction complète de tout le larynx, et sa transformation en un tissu que le microscope a révélé être un épithélioma végétant, ou épithélioma lobulé de Ranvier.

Ce tissu est constitué par des alvéoles à parois de tissu conjonctif plus ou moins épais, à contenu formé de cellules épithéliales, très grosses, polyédriques, et de globes épidermiques.

La cavité des alvéoles est grande et coïncide avec le développement assez rapide qu'avait pris la tumeur.

Comme pronostic histologique, cette néoplasie a la gravité la moins grande des cancers, en ce sens qu'elle reste longtemps avant de se généraliser aux ganglions.

30 mai. — Depuis quelques jours, les bourgeons sont devenus exubérants ; ce sont manifestement des bourgeons cancéreux développés autour de l'orifice trachéal.

M. L. Labbé enlève avec le thermocautère tous les tissus malades ; quelques jours après on cautérise avec l'acide chromique de nouveaux bourgeons.

15 juin. — L'état général du malade est bon ; il s'alimente bien, se lève et se promène toute la journée. A ce moment la

plaie a une belle apparence. MM. Labbé et Cadier essaient de mettre au malade une canule parlante; il la supporte assez bien et fait entendre des sons très intelligibles.

Mais vers la fin de juin surviennent des accès de suffocation. Le malade a des quintes de toux et pendant les efforts d'expectoration il rend par la canule de petits bourgeons cancéreux. Il est évident que l'intérieur de la trachée est rempli de fongosités de mauvaise nature, qui obstruent le passage de l'air. La canule du reste ne pénètre plus aussi facilement ni aussi loin, et on est obligé de la maintenir avec des tampons dans le pansement. Les efforts du malade tendent sans cesse à l'expulser.

Dans les premiers jours de juillet le Dr Cadier essaie de pratiquer la dilatation trachéale, mais sans résultat.

A partir de cette époque l'état du malade s'aggrave ; il a la face violacée, les quintes de toux et les accès de suffocation deviennent de plus en plus pénibles. Il ne peut plus garder le lit; il passe les jours et les nuits dans un fauteuil. La menace d'asphyxie est imminente. Il n'a aucun moment de sommeil.

Il succombe le 31 juillet dans un accès de suffocation.

L'autopsie n'a pu être faite.

S'il nous est permis d'ajouter quelques réflexions, nous ferons remarquer combien le diagnostic de la nature des tumeurs du larynx présente de difficultés, même pour les spécialistes les plus compétents.

Tout dernièrement encore, à propos d'un malade de son service, M. le professeur Trélat, dans une leçon clinique, insistait sur ce point et montrait combien la thérapeutique variait suivant qu'il s'agissait d'une lésion tuberculeuse, syphilitique ou cancéreuse ; combien il était utile d'avoir un diagnostic précis afin de ne pas entreprendre l'extirpation du larynx pour une lésion tuberculeuse, par exemple. Tel était le cas de ce malade qu'on soupçonnait d'abord atteint de carcinome laryngé, et qui n'était qu'un tuberculeux, ainsi que le démontrèrent plus tard un examen plus complet et un traitement approprié.

En pareil cas, le diagnostic reste donc obscur assez longtemps; mais le malade dont nous venons de rapporter l'histoire montre combien il est urgent d'être fixé de bonne heure.

Les antécédents et l'examen laryngoscopique faisaient penser à une lésion syphilitique; il était très rationnel d'instituer un traitement spécifique très énergique. C'est ce que fit M. Cadier, mais il n'en est pas moins vrai qu'on a perdu ainsi un temps précieux; au bout de plusieurs mois, il n'y avait nulle amélioration, les accidents et les lésions augmentaient chaque jour.

On peut donc dire que l'intervention, rendue urgente par l'état du malade, fut pratiquée dans de mauvaises conditions qui expliquent la récidive si rapide.

Néanmoins M. L. Labbé eut un succès opératoire très brillant qu'il attribue surtout à la méthode qu'il a adoptée, l'emploi du galvano-cautère pendant toute l'opération ; grâce à ce procédé, la perte de sang fut pour ainsi dire insignifiante.

Mais la récidive fut rapide; c'est qu'au moment même de l'opération, il existait peut-être profondément dans la trachée des bourgeons carcinomateux qu'il fut impossible d'atteindre et qui bientôt amenèrent l'obstruction du conduit aérien et l'asphyxie. Nous sommes donc profondément convaincu que le malade eût eu une survie bien plus longue si l'intervention n'avait pas été différée, faute d'un diagnostic précis.

Lorsqu'il s'agit d'un cancer, affection inexorable qui doit amener la mort dans un laps de temps plus ou moins éloigné, l'intervention chirurgicale est la véritable ressource thérapeutique. L'ablation large, étendue des parties malades, tel est le traitement rationnel. Mais en pareil cas, avant d'entreprendre une opération il y a plusieurs questions préalables qui s'imposent et qu'il importe de résoudre. Il faut bien savoir dans quelles limites on est utile au malade, établir en un mot le pronostic de l'opération. A notre avis, il comporte les points suivants:

1° L'opération radicale est-elle possible et quelles sont les chances de succès qu'elle présente ?

2° L'opération une fois réussie, quelle est la durée de la survie donnée aux malades, quel est le bénéfice de l'opération ?

3° Une opération palliative serait-elle préférable a une ablation complète et donnerait-elle les meilleurs résultats ?

Tel est le plan que nous adoptons pour chacun des carcinomes que nous allons passer en revue.

Extirpation du larynx.

Cette opération radicale, réputée longtemps impraticable, est aujourd'hui possible grâce surtout à deux grands perfectionnements apportés dans le manuel opératoire, la canule de Trendelenburg et l'emploi du galvano-cautère. Le nombre de cas est aujourd'hui assez élevé ; nous trouvons dans la thèse de M. Schwartz, le travail le plus complet et le plus récent sur ce sujet, les chiffres suivants :

87 extirpations totales pour cancers.

8 extirpations totales pour sarcomes.

C'est une opération grave, comme le montrent les nombreux accidents qui l'ont suivie, et qui souvent se sont terminés par la mort.

Valeur opératoire.

La mort, après l'opération, est survenue dans les huit premiers jours.

Par hémorrhagie traumatique   3 fois
Par collapsus et épuisement   7 fois
Par embolie pulmonaire   1 fois
Cause de la mort inconnue   1 fois

Total : 12 morts opératoires sur 95 cas d'extirpation totale, soit une proportion de 12.6 morts pour 0/0.

Tels sont les accidents primitifs.

Mais les complications de beaucoup les plus redoutables pendant les quinze premiers jours qui suivent l'opération, se montrent du côté de l'appareil respiratoire.

On trouve : 19 morts par pneumonie, broncho-pneumonie ou pleurésie ; une fois, la mort fut occasionnée par une gangrène pulmonaire.

Il y a une mortalité de 20 0/0 due à des complications thoraciques.

Il est donc vrai que 33.6 0/0 succombent dans les quinze premiers jours de complications primitives ou secondaires, dues à l'opération elle-même.

A ces chiffres, il y a lieu d'ajouter encore 7 morts dont 5 de pneumonie tardive et 2 d'asthénie. Les 7 cas ajoutés aux 32 précédents donnent une proportion de mortalité de 40.9 pour 0/0.

« Tel est jusqu'ici, dit M. Schwartz, le bilan opératoire de l'extirpation totale. L'on peut dire que les 2/5 des opérés ont succombé à l'opération en elle-même, soit dès le début, soit dès les quinze premiers jours, soit plus longtemps après. »

Ces résultats, sans doute, ne sont pas très brillants, mais il est certain que la statistique ne peut que s'améliorer à l'avenir. Il faut bien songer, en effet, que c'est une opération nouvelle dont les débuts médiocres sont faciles à expliquer.

Pour les broncho-pneumonies, Max Schuller pense que ces lésions de nature très variable sont dues tantôt à l'introduction dans les voies respiratoires de matériaux septiques, tantôt à un état inflammatoire accidentel, tantôt à des inflammations qui existaient déjà avant l'opération. Basé sur ces idées, il est d'avis qu'il ne suffit pas de régler la position du malade et de faire le tamponnement de la trachée pour la prévenir, mais il faut avant tout empêcher la décomposition septique des sécrétions, en veillant à une asepsie aussi parfaite que possible de la cavité buccale et pharyngienne.

Valeur thérapeutique. — Quelle est la survie ?

Sur 59 malades opérés qui restent, il y a 25 récidives notées dans la région ou dans les ganglions, et une généralisation. Le malade mourut d'une lésion cancéreuse de l'abdomen. Pas de récidive sur place.

Des 25 récidives régionnaires, 22 se sont faites dans la région même, opérée précédemment, 5 dans les ganglions cervicaux.

La récidive est survenue :

1 fois dans l'espace de 1 à 3 mois.
4 —　　—　　3 à 6　—
6 —　　—　　1 an à 4 ans.
1 fois de 2 ans à 3 ans.

Sur 18 cas où la date de la mort par la récidive ou les complications qui en dépendent, est notée, on trouve qu'elle est survenue :

2 fois de 1 mois à 3 mois.
4 —　　2 — à 6　—
8 —　　6 — à 1　an.
1 —　　1 an à 1　an 1/2.
1 —　　1 an 1/2 à 2　ans.
2 —　　2 ans à 3　ans.

En résumé, 26 opérés d'extirpation totale sur 95, guéris de l'opération, ont succombé à la récidive plus ou moins rapidement, le plus grand nombre avant un an révolu:

Observés guéris :

2 fois à 2 mois.
1 — à 3 —
2 — à 4 —
3 — à 5, —
1 — à 8 —
5 — de 8 à 10 mois.
1 — 1 an.
1 — 1 an et 3 mois.
1 — 1 — 4 —
2 de 2 à 3 ans (Gussenbauer).
3 — 3 à 4 — (Winiwarter).
2 — 5 ans (Gussenbauer).
1 — 10 ans (Boltini).

Le succès définitif après 2 ans a été obtenu dans huit cas.

Les survivants ont été opérés par Gussenbauer, Bottini, Caselli, Thiersch, Winiwarter, Novaro.

Il est à remarquer surtout que c'est à la suite de sarcome que l'on peut obtenir les meilleurs résultats.

Valeur opératoire de l'extirpation partielle.

Sur 22 cas d'extirpation partielle, le plus souvent unilatérale, il y a eu 8 morts opératoires, dont 2 après une deuxième opération pour récidive.

Les 8 morts se répartissent ainsi :

Collapsus. 2
Septicémie. 2
Hémorrhagie. 1
Pneumonie précoce. 2
Pneumonie tardive. 1

L'extirpation partielle a donc fait périr 5 malades de l'opération même, et 3 de complications secondaires dans les 5 premières semaines qui l'ont suivie.

Ce qui donne une mortalité de 36.3 0/0. Si ce chiffre paraît encore considérable, il est à remarquer que les précautions antiseptiques pourraient à l'avenir abaisser cette mortalité. La septicémie, la pneumonie précoce, d'après Max Schuller pourraient être évitées par une asepsie rigoureuse. L'hémorrhagie ne devrait plus figurer dans le tableau de la mortalité.

Résultats thérapeutiques.

Il y a eu 7 récidives observées. Les récidives sont arrivées au bout de :

5 semaines. . . . . 1 fois
2 mois. . . . . 2 —
4 — . . . . 1 —
16 — . . . . 3 —

Moyenne de récidives 31.8 0/0

Les opérés ont été observés guéris :

1 fois pendant 2 mois
1 — — 4 —
3 — — 1 an à 18 mois
1 — — 18 mois
1 — — 6 ans
2 — — inconnu.

Survie après la trachéotomie pour cancers du larynx.

Mort immédiate. . . . .   3 fois
1 jour . . . .   3 —
1 à 2 jours . . . .   2 —
2 à 8 jours . . . .   5 —
15 jours à 1 mois . . . .   6 —
1 mois à 2. . . . .   6 —
2 à 6 . . . .   19 —
6 à 1 an. . . . .   32 —
1 à 2 ans . . . .   12 —
2 à 3 . . . .   2 —
3 à 4 . . . .   1 —
Quelques jours . . . .   3 —
Quelques mois . . . .   2 —
Cas non notés . . . .   12 —

En cherchant le nombre des opérés qui ont vécu de deux mois à deux ans, nous trouvons le chiffre de 63 qui représente plus de la moitié de tous les cas trachéotomisés. 26 sont morts dans les deux premiers mois, soit de l'intervention opératoire, soit de la marche des lésions qui n'a pas été enrayée par la trachéotomie, 3 enfin ont survécu de deux à quatre ans.

Augieras(1), dans sa thèse, indique une survie moyenne de huit mois.

Tel est le résumé de 108 observations, donné par M. Schwartz, voici sa *conclusion* :

« Bien qu'opération palliative, la trachéotomie, dans un grand nombre de cas, a donné un résultat incomparablement supérieur à la laryngectomie, et cela sans faire courir aux malades les dangers qui sont inhérents, soit à l'extirpation totale, soit à l'extirpation partielle du larynx. »

(1) Augiéras. De la trachéotomie dans le cancer du larynx.

CANCER DE L'ŒSOPHAGE

Par sa situation profonde dans la cage thoracique, le carcinome de l'œsophage devient inaccessible, et l'opération radicale, l'extirpation des parties malades, est par le fait impossible ; nous n'avons donc pas à envisager ces cas.

Il n'en est point de même des opérations palliatives qui ont pour but de permettre l'alimentation artificielle par une ouverture au tube digestif, pratiquée au-dessous de l'obstacle, le carcinome.

L'œsophagotomie externe a été pratiquée un certain nombre de fois, quand la lésion siégeait à la partie supérieure de l'œsophage. Mais, comme on n'est autorisé à intervenir que lorsque la déglutition devient impossible, il est difficile alors de savoir jusqu'où s'étendent les lésions ; on a grande chance, en créant l'ouverture artificielle dans la région cervicale, d'arriver sur la partie malade sans pouvoir la dépasser, de faire par conséquent une opération inutile qui ne pourra remplir le but proposé. Ces raisons font que l'œsophagotomie externe, pour cancer de l'œsophage, n'a été pratiquée qu'un très petit nombre de fois, sans rendre service aux malades. Nous croyons devoir la négliger.

Il n'en est point de même d'une autre opération,

pratiquée, celle-là, un grand nombre de fois, et qui, après une certaine vogue il y a deux ans, en 1882 et 1883, tend de plus en plus à se restreindre. C'est la gastrostomie.

A première vue, il paraît très rationnel d'établir aux parois de l'estomac une ouverture permanente afin de fournir à l'alimentation une voie artificielle chez les malades qu'un rétrécissement de l'œsophage ou du cardia condamne à mourir de faim.

Mais nous allons montrer les mauvais résultats qu'elle a donnés pour le cancer de l'œsophage, en examinant les nombreux cas où elle a été faite et en consultant les statistiques des chirurgiens.

Une des premières et des meilleures statistiques qui aient paru en France sur la Gastrostomie est due à M. Blum (1).

Sur 131 gastrostomies, 85 malades sont morts avant le 20e jour, c'est-à-dire probablement des suites de l'opération.

On peut considérer que les morts survenués après le 20e jour, ne sont plus imputables à l'opération et on a alors une mortalité de 85 sur 131 cas, c'est-à-dire 65 0/0.

Les chiffres se décomposent de la manière suivante :

14	ont succombé	le premier jour.
24	—	le second.
11	—	le troisième.
21	—	du 4e au 10e jour.
15	—	du 10e au 20e jour.
8	—	du 20e au 40e jour.

(1) Blum. Archives de médecine. 1883. — De la Gastrostomie.

38 ont survécu à l'opération depuis plusieurs mois jusqu'à 2 ans. 7 fois, les malades sont notés guéris, sans qu'on ait de renseignements ultérieurs.

Ces résultats ne sont pas bien encourageants ; de plus, ils sont encore exagérés, car cette statistique n'est pas celle de la mortalité dans le cancer de l'œsophage. Elle s'applique à la fois au cancer et au rétrécissement fibreux. Il faut donc séparer ces cas. Or voici ce qu'on trouve :

Jusqu'à ce jour, novembre 1883, la gastrostomie a été pratiquée sur 106 malades affectés de cancer de l'œsophage. 25 seulement ont survécu aux suites de l'opération. Ce qui fait une mortalité effrayante de plus de 76 0/0.

Les autres malades, les 25 guéris de l'opération, en ont-ils tiré un bénéfice très marqué ? Non sans doute. Les uns ont vécu trois mois, d'autres six mois. Il en est deux cependant qui vécurent plus d'un an et sont notés guéris. Nous reviendrons sur ces cas tout à fait exceptionnels.

La conclusion qui se dégage avec la plus grande évidence de cette statistique est que la gastrostomie a hâté la fin de beaucoup de malades. « Quant aux autres, qui pourrait affirmer, dit M. Blum, que les malades qui ont survécu à l'opération n'auraient pas résisté aussi longtemps, si on les avait abandonnés à eux-mêmes ? Nous pensons que la gastrostomie sera pratiquée de moins en moins, dans les cas de cancer des premières voies, et seulement lorsque les malades seront tourmentés d'une manière spéciale par la faim ou la soif. »

Tel est d'ailleurs l'avis de beaucoup de chirurgiens.

Pour n'en citer que quelques-uns, des plus autorisés, M. Verneuil se déclare peu partisan de l'opération dans des cas semblables. Il résume son opinion de la façon suivante: Elle conduit presque toujours à la mort quand le cancer a déterminé une dysphagie absolue et que le cathétérisme est impossible. Dans le cas contraire, il n'y a pas d'indication suffisante et la survie rapportée à l'opération, dans les cas favorables, n'est pas supérieure à celle dont aurait joui le patient en dehors de toute intervention.

M. le professeur L. Le Fort rapporte un fait qui lui est personnel. Il pratiqua (1) la gastrostomie sur un vieillard de 78 ans, pour un cancer infranchissable de la partie inférieure de l'œsophage. La mort par shock traumatique survint dans les 24 heures qui suivirent l'opération. A propos de ce cas malheureux, il donne une statistique qui ne diffère pas beaucoup de celle de M. Blum.

Elle comprend 105 cas de gastrostomie, dont 78, c'est-à-dire 72.4 0/0 furent suivis de mort.

La date de la mort est ainsi répartie :

Le 1er jour.	11 cas.
Le 2e	21 —
Le 3e	10 —
Du 4e au 10e jour.	20 —
Du 10e au 20e.	11 —
Du 20e au 30e.	3 seulement.

Les résultats éloignés, en cas de rétrécissement cancéreux de l'œsophage furent les suivants :

2 opérés succombèrent au bout d'un mois.

1 après 40 jours.

(1) Gazette des hôpitaux, n° 9, 1883.

1 au bout de 69 jours.
1 après 2 mois et demi.
4 au bout de 4 mois.
2 après 4 mois.
2 après 5 et 6 mois de survie.

Le professeur Albert, de Vienne, dans l'année 1883, a pratiqué 12 fois la gastrostomie.

Deux fois, les malades moururent avant l'ouverture de l'estomac, que le chirurgien ne pratique que quelques jours après la fixation du viscère à la paroi abdominale.

Des 10 autres malades, 5 succombèrent à l'opération, 3 par la péritonite, 2 par d'autres lésions viscérales ; parmi les 5 qui survécurent, 4 moururent au bout de 2 à 4 mois.

Le seul qui dépassa ce laps de temps n'était pas un cancéreux. Il avait un rétrécissement cicatriciel.

D'après le professeur Gross, de Philadelphie, la plupart des opérés de gastrostomie succombent à l'épuisement et à l'inanition.

L'auteur a réuni 137 cas de gastrostomie pour cancer de l'œsophage.

De ces 137 opérés, 21 moururent de l'opération, 17 de péritonite, 9 de pleurésie, bronchite ou pneumonie et 4 de gangrène de l'estomac, 1 d'urémie.

64 succombèrent à l'épuisement dont 37 dans les 48 heures qui suivirent l'opération.

Butlin cite un cas ou l'opération avait bien réussi, et où le malade semblait devoir guérir. Mais, dès les premières injections alimentaires, le malade se plaint de douleurs atroces, et se laisse mourir de faim plutôt que de faire usage de la bouche stomacale. M. Tillaux avait déjà observé un cas semblable, mais la gastrostomie avait été faite pour un rétrécissement fibreux.

Il serait facile de multiplier les résultats désastreux de la gastrostomie pour cancer de l'œsophage. M. Lagrange, de Bordeaux, dans la Revue de chirurgie (1885), a consacré un article très intéressant à cette question, et les raisons qu'il donne pour bannir la gastrostomie de la thérapeutique chirurgicale nous paraissent absolument péremptoires. Il donne la statistique la plus complète, et sur 145 opérations de gastrostomie faites pour les cancers œsophagiens, il a trouvé que la survie moyenne était de 19 jours. On conviendra, dit-il, qu'un pareil chiffre n'est pas encourageant.

Il existe, il est vrai, quelques cas que l'on peut compter pour de véritables succès, tel est le suivant :

Observation III

Gastrostomie pratiquée avec succès par King Greey (1).

Il s'agit d'une femme de 56 ans, atteinte d'un cancer de la portion supérieure de l'œsophage avec dysphagie et troubles de la respiration par compression des récurrents. La gastrostomie fût d'abord faite avec succès puisque la malade sortit en voiture le 12e jour après l'opération.

Quelques jours après, les troubles de la respiration s'accentuant, on pratiqua la trachéotomie. Tout alla pour le mieux et

(1) The Lancet, 3 février 1883.

15 semaines après l'opération, la malade éprouvait un très grand soulagement.

Nous pourrions citer aussi les cas de Knic, de Record de Mac-Cornac, Mac-Gill, où il y eut de 4 à 8 mois de survie.

Mais, dit Lagrange, si l'on veut peser équitablement d'une part, ces quelques mois de survie, et, d'autre part, les jours enlevés aux malades si nombreux qui sont morts de l'opération, on sera forcé de reconnaître que la gastrostomie a raccourci l'existence humaine.

A notre avis, cette opération doit être abandonnée complètement. Le cancer de l'œsophage arrivé à cette période qui nécessite l'opération, est généralisé. Nombreuses sont les autopsies où l'on a trouvé des néoplasmes dans les différents viscères. Le malade de M. Lagrange paraissait jouir encore d'une santé assez robuste pour bénéficier de l'opération. L'autopsie a démontré qu'il portait dans la plèvre, dans les poumons, le médiastin, des foyers de généralisation rendant la mort très prochaine. Dans le cas remarquable de M. Berger, on a constaté non sans surprise une fistule trachéale qui avait passé inaperçue.

Il faut donc craindre la généralisation du cancer, lorsqu'il est arrivé à ce degré, quoique rien en apparence ne révèle cette généralisation. C'est bien elle cependant qui explique ces morts si fréquentes par inanition.

M. Lagrange arrive à cette conclusion :

« En présence d'un cancer de l'œsophage, le chirurgien est enfermé dans ce dilemme étroit : ou bien la maladie est peu avancée, et l'opération est inutile parce que le malade peut vivre sans gastrostomie, ou bien la maladie existe depuis longtemps, et l'opération est inutile parce que le malade va mourir.

Les cas échappant à cette formule sont extrêmement rares.

La gastrostomie doit donc être bannie de la thérapeutique des cancers de l'œsophage. »

Tel est aussi notre avis, et l'exemple récent que nous avons eu sous les yeux vient nous confirmer dans cette opinion. C'était, on peut le dire, le cas le plus favorable qu'on puisse rencontrer pour la gastrostomie : un homme atteint d'un carcinome de l'extrémité supérieure de l'œsophage entre à l'hôpital Beaujon. Son état général est excellent ; il est loin d'être cachectique, car il pèse 68 kilos.

L'opération faite par notre maître, M. Schwartz, avec toutes les précautions antiseptiques les plus rigoureuses, le soin le plus minutieux, réussit parfaitement.

Cependant le malade meurt le lendemain et l'autopsie démontre qu'aucune faute opératoire n'a été commise, il n'y a pas de péritonite, pas de généralisation carcinomateuse, rien en un mot qui puisse expliquer ce résultat fatal.

Voici l'histoire de ce malade :

Observation IV (inédite).

Carci·ome de l'œsophage. Gastrostomie. Mort.

Le nommé Charles L..., âgé de 54 ans, mécanicien, entré le 18 septembre 1886, à l'hôpital Beaujon, dans le service de M. L. Labbé, suppléé par M. Schwartz.

Au mois de février dernier, ce malade s'est aperçu des premiers troubles de déglutition ; à ce moment, il ne ressentait qu'un peu de gêne en avalant ; les aliments solides passaient bien ; mais à partir du mois de mai, la difficulté augmente. Il rend les aliments solides, la viande, le pain, aussitôt qu'il les a ingérés, mais sans effort et sans douleur. Ces phénomènes, d'abord peu marqués, ont été sans cesse en s'aggravant.

Depuis quinze jours, il ne peut même plus déglutir les liquides. A peine a-t-il avalé, dit-il, que tout remonte. Ce qu'il a pris a à peine passé. Il ne rend que les aliments qu'il veut ingérer ; en dehors de cela, il n'a jamais eu de vomissements ni de régurgitations sanglantes.

Ce malade présente donc les signes rationnels d'un rétrécissement de l'œsophage, mais rien, dans ses antécédents héréditaires ou personnels, ne met sur la voie de la cause de ce rétrécissement. Personne de cancéreux dans sa famille. Il n'a jamais eu la syphilis ni aucune affection vénérienne. Il n'a avalé ni alcalis, ni acides, ni aucun caustique. Son état de santé actuel est très satisfaisant.

Il a un certain embonpoint, et n'a pas le faciès cachectique d'un cancéreux. Il pèse encore 68 kilog. ; mais il dit avoir maigri depuis deux mois, car i pesait auparavant 96 kilog.

On essaie le cathétérisme de l'œsophage, mais aucune sonde, même la plus petite ne peut passer.

En enfonçant le doigt au fond du pharynx, on sent au bout du doigt une masse dont on atteint l'extrémité supérieure mais qui, s'enfonçant profondément, ne peut être complètement explorée.

Il semble que la région du cou, au niveau du cartilage thyroïde, soit un peu accrue ; mais, par la palpation, on ne sent aucun ganglion.

Il semble bien qu'on ait affaire à un carcinome de l'œsophage à la partie supérieure. Comme depuis 15 jours, le malade ne peut avaler une goutte de liquide, qu'il est tourmenté par la faim, la gastrostomie est décidée. Opération le 20 septembre par M. Schwartz et avec l'aide de MM. Terrillon et Routier. Incision de huit centimètres, parallèle au bord inférieur des fausses côtes gauches, après de longues difficultés de chloroformisation et une période très prolongée d'excitation.

Après avoir traversé successivement les différents plans musculaires et aponévrotiques, on arrive sur le péritoine pariétal, et la cavité abdominale apparaît alors.

En introduisant le doigt profondément, on sent l'estomac qui est saisi avec une pince. Il est attiré au dehors, suturé aux fils d'argent aux deux extrémités de la plaie, puis dix points de suture saisissent à la fois estomac, péritoine et paroi abdominale. Puis l'ouverture de l'estomac est pratiquée. Un peu de liquide bilieux s'écoule par la boutonnière stomacale.

On applique de la gaze iodoformée sur la plaie, et un pansement de Lister.

Le soir de l'opération, le malade se trouve bien ; M. Schwartz injecte par la sonde laissée à demeure dans l'estomac environ 200 grammes de lait à la température de 35°.

Le 21, le malade n'a pas de fièvre, on injecte du vin et du bouillon par la sonde.

Vers cinq heures du soir, on constate une accélération notable du pouls, sans que la température soit élevée.

Vers huit heures du soir, le pouls est très rapide, 120, le malade en proie à une certaine excitation, délire et prononce des paroles incohérentes.

Il meurt à 9 heures du soir.

Autopsie. -- A l'ouverture du cadavre, ce qui frappe tout d'abord, c'est l'absence absolue de péritonite.

Le péritoine pariétal, les anses de l'intestin grêle, le côlon transverse, ne sont nullement injectés. La cavité abdominale ne contient aucun liquide. Le grand épiploon offre une teinte plus jaunâtre, plus grisâtre que de coutume, car il est très volumineux et chargé de graisse, mais il n'y a aucune lésion visible.

Le tube digestif est enlevé depuis la langue et le pharynx jusqu'au duodénum. On constate une tumeur commençant au niveau des grandes cornes du cartilage thyroïde, et descendant en bas jusqu'au niveau du cricoïde. La paroi postérieure du pharynx est constituée par un épaississement de un centimètre et demi environ, dur et blanc, grisâtre à la section.

Quand on essaie de franchir le rétrécissement avec une sonde, on bute à gauche contre un obstacle ; en inclinant légèrement la sonde à droite, on passe facilement.

Quand on incise la tumeur, on voit qu'elle s'étend jusqu'à un centimètre au-dessous du cartilage cricoïde ; elle intéresse toute la partie inférieure ou laryngienne du pharynx et l'extrémité supérieure de l'œsophage.

Sur la partie inférieure du chaton du cartilage cricoïde, la muqueuse constitue une sorte de valvule formée par l'adossement du feuillet muqueux seul. Il semble que le bol alimentaire l'ait fait peu à peu glisser sur l'œsophage pour former un repli assez considérable.

La hauteur de tout le néoplasme est de 7 cent.

La muqueuse à son niveau n'est pas atteinte ; elle est mobile sur le néoplasme qui est sous-muqueux. On ne note aucune ulcération.

Tout le reste de l'œsophage est sain.

Le grand épiploon et le clonô transverse une fois enlevés, on trouve un estomac très dilaté à l'encontre de l'estomac rétracté que l'on voit ordinairement dans le cancer œsophagien. Il pré-

sente une petite courbure de 14 centim. de longueur, une grande
qui en a 46. Sa hauteur à la partie moyenne est de 14 centim.

La bouche stomacale est située du côté de la région pylorique, à 12 cent. du pylore et près de la grande courbure. Les
points de suture n'ont pas déchiré l'estomac. Les adhérences
sont déjà très nettes et assez solides entre les deux feuillets, vis-
céral et pariétal du péritoine. La sonde était enfoncée de 15
centim. Du côté droit de la bouche stomacale, un petit épanche·
ment sanguin dans la paroi abdominale, sans aucune·trace de
pus.

Le foie est gras; la rate un peu grosse et scléreuse. Les reins
normaux, la décortication en est facile.

Cœur sain, quelques plaques graisseuses sur l'aorte. Les poumons sont sains, les artères cérébrales sont très athéromateu-
ses.

L'examen histologique de la tumeur fait par le Dr Rémy
a démontré qu'il s'agissait d'un épithélioma pavimenteux
perlé.

Si nous rejetons cette opération pour le cancer de
l'œsophage, il est à peine besoin de dire que nous appré-
cions hautement le service qu'elle peut rendre dans d'autres circonstances. Il est bien prouvé aujourd'hui, grâce
à la méthode antiseptique, qu'elle peut et doit réussir sans
aucune complication. Nous n'en voulons pour preuve
que les résultats excellents qu'elle donne dans les rétrécissements fibreux de l'œsophage, où elle est alors formellement indiquée. A ce point de vue, on peut dire que
l'expérience tentée, ces dernières années, n'a pas été inutile, car elle a prouvé que la gastrostomie était le véritable traitement rationnel des rétrécissements fibreux, et
c'est uniquement pour ces cas, croyons-nous, qu'elle doit
être réservée à l'avenir.

CARCINOME DU PYLORE

C'est de nos jours seulement que des tentatives chirurgicales ont été faites pour combattre cette terrible affection. Les résultats sont bien imparfaits sans doute, mais il ne faut pas oublier que l'on s'adresse à la plus redoutable des maladies, et qu'en matière de cancer, il ne faut pas s'attendre à des merveilles.

Nous allons exposer les différentes opérations entreprises jusqu'à ce jour pour remédier à cette affection.

Ce sont : 1° La Pylorectomie ;
2° La Gastro-entérostomie :
3° La Gastrectomie ;
4° La Duodénostomie.

Pylorectomie.

Tenter la cure radicale du cancer du pylore par l'ablation est une de ces audaces qui font époque dans la science. Tout l'honneur en revient à un chirurgien français, le docteur Péan, qui entreprit cette opération le 9 avril 1879.

Malgré le résultat fatal de l'opération, nous tenons à citer ce cas en entier, car il montre que l'idée de M. Péan n'est pas restée stérile. Si cette observation est la seule qu'on rencontre dans les annales françaises, à l'étranger, en Autriche et en Allemagne, les cas deviennent de plus en plus nombreux, et un chirurgien éminent, assistant de Billroth, Wœfler (1), avril 1883, ne craint pas de déclarer que la résection du pylore carcinomateux, n'est plus un droit, mais un devoir pour le chirurgien.

Voici le cas de M. Péan, tel qu'il a été rapporté par l'auteur.

OBSERVATION V

Par le D⁻ Péan. — Gaz. des hôpitaux de Paris, 27 mai 1879.

De l'ablation des tumeurs de l'estomac.

Pour décider notre intervention, il ne fallut rien moins que la volonté bien arrêtée d'un malade affecté d'un rétrécissement organique du pylore, tellement complet que depuis quelques semaines, aucun aliment introduit dans l'estomac ne pouvait passer dans l'intestin. Il en était résulté une dilatation extrême de l'estomac descendant au pubis, remplissant la cavité abdominale, et un danger imminent de mort par inanition.

Depuis plus de 15 jours, tous les aliments, même liquides étaient vomis aussitôt qu'ingérés par la bouche, seuls les lavements nutritifs étaient en partie conservés. Aussi, depuis plus de 3 mois, ce malade avait-il perdu 34 kilogr. de son poids, c'est-

(1) Wiener medicinische Wochenschrift, n° 14, 8 avril.

à-dire plus du tiers de ce qu'il pesait avant cette époque. De là des souffrances horribles, un découragement profond, une horreur de tous les conseils médicaux donnés sans aucun effet par les médecins les plus éclairés, qu'il avait consultés en grand nombre, et l'intention bien arrêtée de se suicider si nous n'intervenions pas immédiatement pour tenter de le soustraire à la situation intolérable dans laquelle il se trouvait.

Il était à craindre que les forces ne fussent pas suffisantes pour supporter le moindre traumatisme et la péritonite la plus légère. Cependant nous avons été si souvent témoin de véritables résurrections chez les malades les plus épuisés en apparence, et sur lesquels nous avions pratiqué la gastrotomie pour l'ablation des tumeurs du ventre, que nous finîmes par céder à la volonté très arrêtée du malade, de la famille et du médecin qui lui donnait habituellement ses soins éclairés.

L'opération fut pratiquée le mercredi 9 avril 1879.

Une incision de 5 travers de doigt fut faite au-dessus et au-dessous de l'ombilic, en passant un peu à gauche de ce dernier selon les règles que nous avons tracées pour la gastrotomie.

Malgré l'état d'anémie profonde où était plongé ce malade, nous trouvâmes plusieurs vaisseaux artériels et veineux assez dilatés pour nécessiter le pincement temporaire. Le péritoine ouvert, nous reconnûmes, comme nous l'avions pensé, que l'estomac était hypertrophié, remplissait tout l'abdomen en formant au devant des intestins une sorte d'outre gonflée dont on ne voyait que la face antérieure.

Avant l'opération, le ventre était aplati sauf au niveau et à droite de l'ombilic où l'estomac formait une tumeur molle, fluctuante, dans laquelle la pression brusque produisait un bruit de gargouillement suffisant pour démontrer que les liquides introduits dans ce réservoir devaient s'arrêter dans le fond supérieur de l'intestin grêle. Bien que nous n'eussions constaté aucune tumeur solide à ce niveau, nous pensâmes qu'il fallait chercher de ce côté l'obstacle au cours des aliments; nous attirâmes un peu vers la ligne médiane la portion pylorique de l'estomac.

Ces tractions, faites doucement et méthodiquement, nous permirent bientôt de constater la présence d'une tumeur organisée dont le centre correspondait au pylore et dont les extrémités se perdaient dans l'estomac ou sous le duodénum. Le péritoine étant intact et lisse à ce niveau, il n'en était pas de même de la portion du mésocôlon qui en partait ; au niveau du bord inférieur de la courbure gastro-duodénale existait un prolongement de la tumeur composé de petits lobes irréguliers, qui semblaient faire saillie à travers les feuillets péritonéaux qui composaient le mésocôlon lui-même. Tandis que la tumeur gastro-duodénale était en forme de boudin, bien qu'un peu étalée du côté de l'estomac, et mesurait 6 centim. dans le sens transversal et 4 dans le vertical, celle du mésocôlon avait la forme aplatie et le volume d'un macaron de grosseur ordinaire.

La surface péritonéale de la tumeur avait une blancheur insolite et était dépourvue de vaisseaux. Il était facile de constater qu'à ce niveau les parois du tube digestif étaient très épaissies et obstruaient complètement la lumière. Nous excisâmes alors l'estomac et le jéjunum au-dessus et au-dessous de la tumeur, en ayant soin de pincer préalablement les vaisseaux artériels et veineux situés dans son épaisseur. Grâce à nos pinces, cette résection put être faite en quelque sorte à sec. Nous enlevâmes de même la portion d'épiploon malade, en nous éloignant partout le plus possible de la tumeur, sans cependant faire de perte de substance inutile. Nous rapprochâmes aussitôt par des points de suture à anses séparées les lèvres divisées de l'estomac et du duodénum, après avoir pris soin, autant que possible, d'adosser l'une à l'autre les lèvres renversées en dedans du feuillet péritonéal. Ce temps fut un peu plus difficile à pratiquer que s'il s'était agi de toute autre partie de l'intestin, parce que les tuniques propres du duodénum étaient amincies, atrophiées, et le pourtour de la plaie beaucoup moins large que celui de l'estomac dont les tuniques étaient hypertrophiées et dilatées. Toutes les sutures furent faites avec le catgut. Pour les premières, le nœud fut tourné en dedans, du côté de l'intestin. Pour les dernières, qui furent les plus profondes, nous comprîmes en même temps l'épiploon dans l'anse de la suture, et les nœuds restèrent en dehors. Pendant tout ce temps, les aides maintenaient au dehors la portion du tube digestif sur laquelle il fallait opérer, et, comme il fallait empêcher les liquides altérés qui restaient encore dans l'estomac de passer dans le péritoine, nous avions pris soin de ponctionner l'estomac, près de la perte de substance, avec un long trocart par lequel les pressions méthodiques que nous fîmes et les nausées chloroformiques firent couler ces liquides, mélangés de débris d'aliments (tapioca, oseille) qui avaient été ingérés plusieurs jours auparavant et qui n'étaient pas digérés, comme si le suc gastrique avait perdu ses propriétés digestives. Grâce à l'habileté ordinaire de nos aides, aucune goutte de liquide étranger ne tomba dans le péritoine et nous pûmes fermer la plaie des parois abdominales sans avoir besoin de faire la toilette de la séreuse.

L'opération avait duré deux heures et demie, le malade fut couché, tenu chaudement, comme après la gastrotomie.

Pendant les deux jours qui suivirent, nous lui donnâmes exclusivement des lavements nutritifs ; il eut cependant quelques vomissements chloroformiques, simplement glaireux. A la fin du second jour, nous lui fîmes prendre des aliments par l'estomac. Il les prit avec plaisir et en conserva la plus grande partie. Il en fut de même, le 3ᵉ jour ; cependant quelques-uns de ces aliments furent vomis avec un peu de bile, indice du rétablissement de la communication de l'estomac avec les portions sous-jacentes du tube digestif. Pendant ces trois jours, le pouls resta faible, à 96. Vers la fin du 3ᵉ jour, il devint petit, plus fréquent, 108, 112. Croyant que cette faiblesse tenait uniquement à l'inanition prolongée, et que nous n'aurions pas le temps de soutenir les forces, les docteurs Brochin et Bernier, assistés de M. Mathieu, voulurent bien transfuser par la veine médiane céphalique droite 50 gr. de sang. Immédiatement après, le pouls devint plus plein, mais aussi plus fréquent. Le malade reprit un peu de coloration et se sentit plus de forces. Le lendemain, le pouls étant redevenu plus faible, M. Bernier fit, sur notre demande, une seconde transfusion de 80 grammes.

Aussitôt, le pouls qui était à 130, revint à 110. Il était plein, régulier. Les forces et la gaieté avaient reparu ; de nouveaux aliments liquides, aussi nourrissants que possible, furent pris à la fois par la bouche et par le rectum.

Malheureusement, dans la nuit du 4e au 5e jour, de nouveaux symptômes d'affaiblissement se manifestèrent, et lorsque le lendemain matin, nous nous disposions à pratiquer une troisième transfusion, afin de tâcher de lui donner le temps nécessaire pour réparer ses forces, nous n'en eûmes pas le temps, et il succomba sous nos yeux à la faiblesse et à l'inanition.

Pendant tout ce temps, nous avions examiné le ventre avec le plus grand soin dans la crainte qu'une péritonite ne vînt à se déclarer ; nous ne pûmes constater aucun signe de cette affection ; le ventre resta souple, indolent, comme s'il n'y eût pas été pratiqué d'opération.

Il aurait été du plus haut intérêt de faire l'autopsie pour savoir ce qu'était devenue la suture et surtout la partie de fils incluse dans l'estomac, si par exemple, ils avaient subi un commencement de digestion, pour voir si l'estomac dilaté était revenu sur lui-même, s'il y avait de la péritonite adhésive ou autre ; malheureusement la famille s'y opposa de la façon la plus formelle, malgré nos instances réitérées.

Bien que nous ne soyons pas partisan de l'excision de l'estomac, dans le cas de cancer de cet organe, nous ne saurions désapprouver les tentatives qui seraient faites par les chirurgiens dûment autorisés, dans le but de chercher à soustraire à une mort prompte et certaine les nombreux malades qui succombent journellement à cette redoutable affection. Suivant nous, c'est surtout lorsque le cancer est limité au pylore et qu'il tend à entraîner la mort par inanition, que cette opération nous semblerait justifiée. C'est en ce point qu'elle serait la plus facile à exécuter.

Le moment le plus favorable pour agir serait sans contredit celui où les malades ont encore assez de forces pour supporter un pareil traumatisme et surtout pour reprendre de bonne heure leurs facultés digestives. Il ne faudrait pas attendre, comme cela eut lieu dans le cas actuel, que le malade fût sur le point de succomber à une inanition trop longtemps prolongée, que l'estomac fût dilaté au point de descendre jusqu'au pubis et l'intestin grêle en voie d'atrophie.

Par malheur, les malades songeraient difficilement à réclamer avec instance une opération qui, en raison de sa gravité ne pourrait être volontiers proposée par le chirurgien, tant qu'il resterait encore quelques chances de voir la vie se prolonger de quelques mois ou même de quelques semaines sans intervention chirurgicale. Il est à présumer, d'ailleurs, que si dans un temps plus rapproché, quelques chirurgiens, entraînés par le désir de sauver leurs malades, poussés ardemment par ces derniers comme par leurs familles, entrent plus résolument que nous dans cette voie, ils arriveront à poser des indications de plus en plus précises, surtout en ce qui concerne la suture.

Comme pour l'intestin, il nous paraîtra toujours rationnel, pour fermer la plaie, d'adosser les séreuses. Mais il n'est pas douteux que c'est surtout dans les manières d'appliquer la suture que résidera une grande partie du succès, peut-être serait-il préférable d'employer les serres-fines qui nous ont si bien réussi dans les nombreuses expériences que nous avons faites sur des animaux.

Telle est la première opération.

Rydygier, à Kulm, fit la deuxième le 16 novembre 1880, Le malade, âgé de 64 ans, présentait, outre les symptôme subjectifs du cancer, une tumeur assez mobile, sensible à la pression, de 3 travers de doigt de long sur 2 de large. Il succomba le soir même aux suites de l'opération.

Il faut enfin arriver à Billroth pour constater le premier succès. L'opération date du 29 janvier 1881, nous en donnons le résumé suivant :

OBSERVATION VI

Par le |Professeur BILLROTH.

Tumeur cancéreuse. Résection de l'estomac. Guérison.

Il s'agit d'une femme de 43 ans, atteinte depuis un certain temps d'un cancer du pylore. L'affection était caractérisée par des vomissements constants, des hématémèses, du melœna, et on sentait au niveau du pylore une tumeur volumineuse et mobile. C'est cette mobilité même qui engagea le Dr Billroth à pratiquer l'opération, mais avec l'arrière pensée de ne pratiquer qu'une incision exploratrice, au cas où une extirpation serait reconnue impossible!

La paroi abdominale fut incisée parallèlement au rebord des fausses côtes droites, immédiatement au-dessus de la tumeur, comme s'il se fût agi de la gastrotomie. Après l'incision des téguments et du péritoine, on aperçut la tumeur recouverte par l'épiploon et adhérente au côlon transverse ; on l'isola de ces parties, un ganglion carcinomateux fut extirpé, et l'on constata qu'il s'agissait d'un carcinome étendu au fond de l'estomac et au pylore.

Le Dr Billroth ne voulut pas cependant se résoudre à abandonner l'opération en fermant la plaie ; il préféra pratiquer l'extirpation de la tumeur ou plutôt la résection d'une partie de l'estomac. Il fut obligé, en effet, pour isoler la tumeur, de faire, d'une part, l'incision de l'estomac, vers le milieu de la petite courbure, et d'autre par une incision au-dessous du pylore dans la partie saine du duodénum.

La suture du moignon gastrique et du moignon duodénal put se faire avec la plus grande facilité au moyen des sutures qui avaient été préalablement disposées au-dessus et au-dessous de la tumeur. De plus, on put apprécier que la rétraction de la portion conservée de l'estomac était immédiate, et assez complète pour permettre l'adaptation de la surface de section de l'estomac, et de celle du duodénum, de telle sorte que, après l'opération, il restait en définitive un estomac très rétréci, et singulièrement amoindri, mais perméable. La suture de l'abdomen ayant été faite, on appliqua le pansement antiseptique sans tube à drainage.

Le 2e jour après l'opération, la malade prit de la nourriture par la bouche ; au 8e jour, les sutures de la paroi abdominale furent enlevées. Quant aux sutures viscérales, il ne peut être affirmé avec précision si elles sont restées enkystées, ou bien encore si elles sont tombées dans l'estomac de nouvelle formation. Quoi qu'il en soit, 15 jours après l'opération, la malade était vivante, prouvant ainsi la possibilité de réséquer avec succès une partie de l'estomac.

La malade guérit, reprit son existence habituelle, mais mourut 4 mois après, le 24 mai, d'une récidive, cancer colloïde dans les ganglions rétro-péritonéaux.

Observation VII

Czerny. 21 juin 1881. Arch. de Langenbeck.

Résection de l'estomac. Guérison.

Femme de 28 ans, sans antécédents héréditaires, exempte de tout état morbide antérieur.

Sa maladie ne remonterait pas à plus de 10 semaines.

A son entrée, le 18 mai, la malade est très amaigrie. Elle présente une énorme dilatation de l'estomac, dont la grande courbure arrive tout près de la symphyse, fait qui, pour plus de sûreté, fut vérifié par l'introduction d'une longue sonde œsophagienne, dont l'extrémité se fit nettement sentir au-dessus du pubis.

Au palper on trouve dans la région répondant au pylore une tumeur paraissant cylindrique, à surface lisse. Un palper un peu prolongé amène des mouvements péristaltiques bien perceptibles sous lesquels la tumeur devient un peu plus dure.

La tumeur est d'ailleurs extrêmement facile à délimiter. Après le vidage par la pompe, l'estomac revient sur lui-même et la tumeur se porte à gauche de l'ombilic. On soumit la malade à un pompage régulier.

Le poids du corps était, le 23 mai, 49 kilog. 290 ; le 31 avril, 47 kilog. 350 ; le 20 juin, 47 kilog. 100.

L'opération eut lieu le 21 juin, dura deux heures un quart. On employa la soie phéniquée pour les sutures de l'estomac qui furent au nombre de 52.

La partie réséquée, d'une longueur de 9 cent. 5 à la petite courbure, et 5 centim. à la grande, avait à son extrémité stomacale une circonférence de 20 centim. et de 7 centim. à son extrémité duodénale.

L'examen microscopique fit reconnaitre un cancer colloïde. Pendant l'opération, on trouva dans l'épiploon gastro-hépatique deux petites nodosités squirrheuses qui échappèrent à la main de l'opérateur avant qu'il ait pu les extirper.

Après l'opération, la malade ne prit pendant les cinq premiers jours que des aliments liquides et des lavements nutritifs. La nourriture fut ensuite rendue graduellement plus substantielle.

La température qui, le 2e jour, arriva à 38° ne dépassa plus après cela les limites normales. Le 2e jour, émission spontanée d'urine naturelle. Le 4e jour parurent les premières selles spontanées, qui ne tardèrent pas à devenir complètement normales. Le 7e jour, première visite du pansement. La plaie abdominale est guérie, les sutures sont retirées. Le 10 juillet la malade se levait.

Poids du corps : le jour de l'opération, 21 juin 1881, 47 k. 100 ; le 10 juillet, 48 k, 850 ; le 26, 52 k. 600.

Le 27 la malade quittait la clinique.

La malade fut revue au milieu d'octobre, elle avait un excellent aspect, pesait 61 k. 70. Plus de dilatation de l'estomac. Pas de douleurs après les repas. Plus de renvois, plus de vomissements.

A la fin de janvier 1882, elle continuait à se bien porter.

Ici s'arrête l'histoire de la malade, telle qu'elle a été publiée par Kuhn dans les Archives de Langenbeck, en 1881. Mais des documents plus récents permettent de compléter cette histoire (1).

La malade a été présentée comme guérie le 21 avril 1882

(1) Maurer, arch. f. klin. Chirurgie, XXX, 1884.

par le Dr Heuck au Congrès des médecins allemands, à Wiesbaden.

Mais dès le mois d'août se manifestait le commencement d'une cachexie qui se termina par la mort, le 5 janvier 1883.

À l'autopsie, on trouva une ligne de réunion très solide, tuméfiée, rétrécissant même l'orifice du pylore, au point que celui-ci ne pouvait admettre qu'un crayon. Il existait une infiltration cancéreuse de tout le péritoine, et la coupe de la ligne de réunion gastro-duodénale y démontra l'existence de nombreux foyers de cancer colloïde à petites alvéoles. Il s'agissait donc, malgré le succès temporaire, d'une récidive sur place du cancer.

Ce cas est certainement un des plus beaux qu'on connaisse, puisque la malade a eu 18 mois de survie.

Une autre observation, non moins intéressante, est due à Wœfler, car on a des détails complémentaires sur la malade.

Observation VIII

Résection du pylore par Wœfler (1).

Il s'agit d'une femme de 55 ans, portant une tumeur du volume d'une pomme, mobile en tous sens, à la région épigastrique.

Opération, le 8 novembre 1881.

L'estomac est fortement dilaté. Le lambeau réséqué mesure 12 cent. dans le sens de la grande courbure. On applique en tout 40 points de suture.

Le travail de cicatrisation se fait sans la moindre réaction.

(1) Wiener medic. Wochenschrift, 1881, n° 51.

Pendant les neuf premiers jours, on nourrit la malade avec du lait, des œufs et du vin. A partir du 10ᵉ jour on lui fait manger de la viande.

Un an après l'opération, Wœfler (Wiener medicin. Woch., 1882, n° 12) faisait savoir que cette femme se portait à merveille et ne présentait aucune trace de récidive.

En 1884, Von Hacker, dans un travail remarquable, où il cite un cas personnel que nous allons rapporter plus loin, donne de nouveaux détails sur cette malade de Wœfler. Elle s'est bien portée pendant deux ans, mais dans le courant de la troisième année, elle présente une tumeur cancéreuse de la paroi abdominale. Elle est opérée alors par Billroth. L'opération fut assez grave, puisqu'elle nécessita l'ouverture du péritoine, néanmoins l'opérée guérit. L'estomac était en bon état.

Voici donc une malade qui a eu trois ans de survie, avant d'avoir une récidive. Elle est opérée une seconde fois et guérit.

OBSERVATION IX (BILLROTH)

Résection du pylore.

Encouragé par ses premiers succès, Billroth crut devoir intervenir encore, le 23 octobre 1881, sur une femme de 36 ans qui souffrait de l'estomac depuis le mois de juillet, et rendait la plus grande partie des aliments ingérés de 2 à 4 heures après le repas.

Il enleva une tumeur grosse comme une noix, de nature carcinomateuse, et vit le succès couronner son intervention.

En effet, 5 mois après, une note de Wœfler, 8 avril 1882, fait savoir que l'opérée jouit d'une bonne santé et se nourrit normalement.

Observation X (Mikulicz)

Résection du pylore. Guérison.

Le 22 février 1883, Mikulicz a fait avec succès une résection du pylore chez une paysanne de 35 ans.

Il s'agissait d'une femme assez bien constituée, qui, depuis 5 mois, éprouvait des vomissements, des douleurs d'estomac et de l'anorexie. On constatait l'existence dans la région pylorique d'une tumeur dure assez mobile, de la grosseur d'une orange. L'examen gastroscopique put être fait du premier coup sans difficulté (Pas de morphine).

Précautions, comme pour la laparotomie, pas de spray pendant l'opération. Incision transversale au niveau de la tumeur. Le pylore cancéreux put être amené au dehors sans difficulté ; *pas d'adhérences*. Ligature et division par petites portions du grand et du petit épiploon. Après l'isolement de la partie malade de l'estomac, on passa au-dessous d'elle un carré de gaze iodoformée, pliée en huit doubles et préalablement trempée dans une solution phéniquée à 5 0/0, puis bien exprimée. Les côtés droit et gauche de ce carré, fendus à la façon d'une bande à quatre chefs, furent passés, d'une part, autour de l'estomac, d'autre part autour du duodénum et légèrement noués. De la sorte, l'opérateur réalisait un isolement presque absolu de la portion à réséquer de l'estomac et de la cavité péritonéale. Si pendant l'opération, il venait à s'échapper un peu du contenu de l'estomac ou de l'intestin, ce liquide devait être absorbé par la gaze iodoformée sous-jacente. Pour faire l'occlusion de l'estomac ou du duodénum, Mikulicz se servit des compresseurs de Wehr, dont il a retiré un excellent service et qu'il préconise en conséquence toutes les fois qu'on aura à faire une résection de l'estomac ou de l'intestin pour l'obturation de la lumière du canal. Toutefois, ces compresseurs doivent être abandonnés quand il s'agit de fixer les parties divisées, parce que, dans les fortes tractions, l'estomac glisse facilement entre leurs mors.

Pour le reste de l'opération, Mikulicz a suivi la méthode de Billroth : excision de la tumeur en quatre temps ; suture occlu sive sur la petite courbure, insertion du duodénum à la grande courbure. Double suture de Czerny à la soie désinfectée (bouil· lie dans une solution phéniquée à 5 0/0). Ensuite 50 sutures en tout. Pas de drainage. Réunion de la plaie abdominale par les sutures de platine et de soie. Durée de l'opération, 2 h. 1/2. Le fragment réséqué, infiltré de cancer colloïde, a 8 centimètres de longueur.

Aucun accident dans les deux premiers jours. Dans la 2e nuit, et durant les 3e, 4e et 5e jours, vomissements répétés de liquide muqueux sans mélange de bile. On constatait à travers les parois abdominales une dilatation très considérable de l'estomac. Cet organe descendait jusqu'à 4 travers de doigt au-dessous de l'ombilic, était très distendu et presque uniquement rempli de liquide. Pas de péritonite. Il s'agissait là, sans aucun doute, d'une occlusion temporaire du duodénum au niveau du pylore. Mikulicz n'a pas pu se rendre compte si c'était par suite d'une flexion du duodénum, d'un gonflement inflammatoire du pylore ou de toute autre cause. Le 6e jour, ces phénomènes disparaissent presque subitement et la guérison se produisait sans autre accident. Au 7e jour, la malade prenait déjà des aliments solides. La plaie abdominale était entièrement réunie par première intention. La patiente quittait la clinique au bout de 4 semaines en très bon état.

Observation XI

Résection de l'estomac par Von Hacker.

Ablation de 10 centimètres de la région pylorique qui était le siège d'une tumeur grosse comme une pomme. Après avoir posé la ligature sur le grand et le petit épiploon, Hacker attira la partie de l'estomac à réséquer hors du ventre ; on passa au-dessous d'elle une bandelette de gaze iodoformée, et tout le reste de l'opération put se faire en dehors de la cavité abdominale.

La section correspondant à la petite courbure fut aussitôt réunie avec 13 points de suture, puis la tumeur fut séparée de l'estomac et du duodénum, et ces deux conduits maintenus en rapport par une double suture, l'une interne, portant sur la muqueuse, l'autre, superficielle, de Lembert. On n'eut point recours aux compresseurs. L'estomac et l'intestin, maintenus par les doigts des aides ne laissent rien échapper de leur contenu. On enleva plusieurs ganglions mésentériques. Toilette et suture du ventre. L'opération avait duré une heure et demie. Suites des plus simples. La malade, âgée de 46 ans, était au mieux trois mois après l'opération.

Nous pouvons encore citer d'autres cas heureux.

Rydygier de Kulm, au 14ᵉ Congrès de la Société allemande de chirurgie (avril 1885), présente une femme qui avait un carcinome du pylore. Il réséqua une partie de l'estomac mesurant 20 centimètres sur son bord convexe, et 10 centimètres sur son bord concave. Une partie du mésocôlon fut aussi réséqué sans que la gangrène s'établit.

L'opération fut pratiquée dans le tissu normal, et l'opé-rateur croit pour cette raison que la récidive sera évitée. Cette femme va maintenant très bien, elle se nourrit comme les autres femmes du peuple, et la digestion est absolument normale. L'opérateur recommande une extirpation aussi large que possible, car dans ce cas il existe généralement une dilatation de l'estomac et la cavité stomacale que l'on conserve est toujours assez grande.

L'orateur a constaté, d'après ses observations, que les femmes supportent mieux cette opération que les hommes. Il a opéré trois fois des femmes qui vivent encore tandis que les deux hommes sont morts.

Le 18 novembre 1885, à la Société de médecine berlinoise, Hahn présente un malade auquel il a réséqué il y a 4 mois, l'estomac pour un carcinome. Le poids de l'individu a augmenté de 26 kilogr. depuis l'opération.

Tout dernièrement Rydygier (1) dans un nouveau travail, donne trois nouvelles observations de résection du pylore. Deux sont faites pour des carcinomes, l'une s'est terminée par la mort (péritonite suppurée) l'autre est un succès.

Ces cas favorables montrent bien que l'opération radicale est possible dans le cancer du pylore. Nous allons rapporter maintenant les différentes statistiques qui ont paru sur ce sujet et qui toutes montrent l'extrême gravité de l'opération. Murie, en 1883, donne les chiffres suivants (2) :

(1) Deutse. Zeitsc. f. Chirurgie, XXIV, 1886.
(2) Murie, Thèse Paris, 1883. Résection du pylore dans les lésions organiques de l'estomac.

Sur 33 cas de résection du pylore, 7 succès et 26 cas de terminaison fatale.

Des 7 succès, deux sont relatifs à des malades qui avaient un rétrécissement infranchissable du pylore, occasionné par la rétraction cicatricielle d'un ulcère rond.

Les cinq autres cas sont des cas de cancer du pylore. Ils se décomposent de la façon suivante au point de vue de la durée de la guérison.

Observ. 8. La guérison se maintenait un an après l'opération.

—	14	— — 7 mois	—
—	18	— — 6 mois	—
—	30	— — 5 semaines	—
—	31	— — 5 semaines	—

Deux malades sont morts de récidive cancéreuse, après avoir échappé aux suites immédiates de l'opération, le premier au bout de 4 mois, le second au bout de 12 mois.

Restent 24 cas où la terminaison fatale à été la conséquence plus ou moins immédiate de l'opération.

Pour ce qui est de la cause apparente de la mort, on trouve incriminées, dans ces 24 cas, les circonstances suivantes.

Collapsus	12 fois
Inanition	3
Péritonite localisée	1
Perforation	2
Gangrène du côlon transverse. .	1
Shock opératoire	1
Gastrorrhagie.	1
Sans indication.	3

M. Von Hacker, de Vienne, publie, en 1885, la statistique du professeur Billroth. Voici le résumé de sa communication.

Dans le service du chirurgien viennois, on a fait 18 fois la résection de l'estomac ; 15 fois il s'agissait de carcinomes, et 3 fois on avait porté le diagnostic de rétrécissement cicatriciel.

8 de ces malades moururent à la suite de l'opération, 10 ont guéri.

Sur ces 10 cas, trois eurent une récidive qui se manifesta aux 4e, 10e et 12e mois après l'opération.

Chez une autre malade, la récidive semble se développer en ce moment.

Il faut tenir grand compte de la plus ou moins grande étendue des adhérences de l'estomac avec les organes voisins ; car, dans ce dernier cas, tous les malades sont morts.

Il semble donc qu'on fera bien de ne pas opérer du tout les cas les plus graves, car dans 7 cas où l'opération fu facile, les malades guérirent et d'autant plus vite qu'on éprouva moins de difficultés à mettre à découvert l'estomac.

Mais c'est dans un travail américain du Dr Winslow, que nous trouvons les documents les plus récents et les plus complets sur la résection du pylore.

Après les deux cas de MM. Péan et Rydygier, le nombre s'élève :

____

(1) 14e Congrès de la Société allemande de chirurgie, 1885.

					Guéris.	Morts.
En 1881, 20 cas opérés par 16 chirurgiens					5	15
1882, 16	—	15	—		3	13
1883, 13	—	12	—		6	7
1884, 9	—	5	—		3	6
1885, 1						1
Total. 59 opérations					17	42

L'Autriche en a 18, dont 11 par Billroth avec 6 guérisons et 5 morts.

55 fois, il s'agissait de cancer et il est à remarquer que la forme la plus favorable est le cancer colloïde. Un malade (celui de Wœiler), atteint de cette forme resta en santé un an après l'opération. Au bout de ce temps, rechute.

Il subit une 2ᵉ opération ; nouvelle guérison suivie d'une nouvelle rechute, et actuellement, c'est-à-dire 4 ans après la première opération, sa santé est bonne, mais il a des grosseurs dans l'aine.

Les causes de la mort sont :

27 fois le collapsus survenant très peu de temps après l'opération, c'est-à-dire de une à 27 heures.

3 fois l'inanition les 5ᵉ, 7ᵉ et 8ᵉ jours.

10 fois la péritonite, dont 4 par gangrène du côlon et 3 où les sutures avaient lâché, d'où issue du contenu de l'estomac dans le péritoine.

En somme près de 50 0/0 des malades ayant subi la résection sont morts de collapsus en moins de 26 heures, et 16 0/0 de péritonite.

Les guérisons sont dans la proportion de 24 0/0 et les morts 76 0/0.

Parmi les malades guéris, un est mort 4 mois après de rechute (Billroth).

Un autre vit encore après 4 ans.

Le 3e est mort en 18 mois.

Le 4e — en 10 mois.

Le 5e — en 11 mois 1/2.

Le 6e — en 15 mois.

Le 7e est encore probablement en vie.

Le 8e (Billroth) est encore probablement en vie, mais il a une rechute ; 11 mois après, il a dû subir la gastro-entérostomie, et 4 mois après cette seconde opération, il a repris son travail.

Sur les 10e et 11e malade, on n'a pas de renseignements.

Enfin le 12e et le 13e opérés il y a un an par Billroth sont en bonne santé.

Il n'y a pas de cancer dont la guérison se soit maintenue trois ans sans rechute.

Tels sont les résultats que nous sommes en état de fournir. S'ils laissent beaucoup à désirer, il faut convenir que cette opération de la pylorectomie, sur laquelle nous eussions désiré nous appesantir plus longtemps, n'a pas encore été étudiée comme elle le mériterait, que les indications ne sont pas nettement posées.

Il est bien évident que jusqu'ici on a opéré des malades épuisés, cachectiques, souvent in extremis, c'est dire qu'on n'a pas choisi les cas qui légitiment une pareille intervention. Il serait facile de citer nombre d'observations, celles de Nicolaysen, de Bardenheuer, de Jurié, l'ort,

Kronlein, Ledderhose, Langenbeck, Lauenstein, où l'opération a duré trois, quatre et cinq heures, où il y avait des adhérences avec les viscères voisins, surtout avec le pancréas.

C'est ainsi que dans le cas de Fort, il y avait des adhérences avec le pancréas, la veine porte et les autres organes du pédicule hépatique.

Il est prouvé aujourd'hui que la durée de l'opération est un élément de succès. Aucun malade n'a survécu, chez lequel elle avait dépassé trois heures.

La gravité de l'opération dépend surtout de la présence des adhérences avec les organes voisins, notamment avec le pancréas. Sauf deux cas de Billroth et de Rydygier, tous les malades sont morts lorsque l'on a été obligé de pratiquer l'incision pancréatique.

Lorsqu'il existe des adhérences entre l'estomac et le côlon transverse, la gangrène de l'intestin est presque certaine, aussi Czerny conseille-t-il de détacher le mésentère du côlon, et d'exciser la portion correspondante de l'intestin.

Pour juger cette opération, il faut donc se garder à la fois de l'enthousiasme et du mépris, c'est-à-dire savoir distinguer les cas qui la légitiment.

Billroth lui-même est obligé de réagir contre l'engouement de certains chirurgiens pour la gastrectomie. Il est étonné, dit-il (1), du grand nombre de résections du pylore pratiquées en si peu de temps, car, d'après son expérience, très peu de cas sont propres à cette opération.

______

(1) 11e Congrès de la Société allemande de chirurgie.

Les difficultés diagnostiques touchant le siège de la tumeur et surtout la nature de ses adhérences sont telles qu'il faudrait toujours faire une incision exploratrice avant de s'engager plus avant. Si cette incision révèle des conditions opératoires trop défavorables, on doit se résigner à refermer la plaie, ce qu'il a fait 20 fois sans accident. Si l'opération est déjà commencée, il faut à tout prix éviter l'incision du pancréas dont le suc attaque les tissus au contact desquel il se trouve.

Quant au contenu de l'estomac, il n'a aucune influence sur les sutures qui ne se déchirent qu'autant qu'elles sont mal appliquées. D'une façon générale, la résection du pylore n'est pas plus dangereuse que l'entérorrhaphie.

Au congrès de Magdebourg, septembre 1884, Kuster, de Berlin, dit que l'opération ne doit être tentée que pour les carcinomes petits et mobiles, les résections étendues nécessitant une lésion du mésocôlon qui expose beaucoup à la gangrène de la portion correspondante de l'intestin. Dans deux cas heureux cependant, Billroth dut réséquer 14 centimètres de la grande courbure.

Enfin, d'après Rydygier(1), on ne peut encore porter un jugement complet sur cette opération, car le nombre des cas est trop peu considérable, et ce qui est plus grave, le nombre des opérateurs est presque égal à celui des opérés, si bien que personne n'a pu acquérir l'expérience suffisante pour cette opération. Ce n'est pourtant que par l'expérience qu'on apprendra à distinguer les cas opérables de ceux qui ne le sont pas, les bons des mau-

____

(1) Deutsch. Zeitsch. f. Chirurgie, XXIV, 1886.

vais. Ainsi le nombre des succès augmentera; avec eux la confiance et le nombre des cas favorables ira croissant, parce que les malades se seront adressés plus tôt au chirurgien.

Le diagnostic au début est difficile, mais lorsqu'il y a une vraisemblance suffisante, l'incision exploratrice est parfaitement permise.

Gastro-Entérostomie.

Wœfler propose d'appeler de ce nom l'établissement d'un orifice faisant communiquer l'estomac avec l'intestin grêle, pratiqué pour remédier à un rétrécissement du pylore.

Voici la relation de la première opération de ce genre qui ait été tentée en Allemagne :

Observation XII

Un homme de 38 ans est admis à la clinique de Billroth, le 27 septembre 1881, porteur d'une dilatation de l'estomac, causée par une tumeur cancéreuse du pylore, souffrant de vomissements incoercibles et d'impossibilité de l'alimentation. Une incision exploratrice faite le 28 en vue de reconnaître la possibilité de la résection du pylore ayant fait constater l'envahissement du pancréas, et de l'épiploon gastro-hépatique, Wœfler se décide à établir une communication entre l'estomac et l'intestin grêle et il le fait de la façon suivante. Une incision de cinq centimètres est pratiquée près de la grande courbure de l'estomac, au-dessus de l'insertion du gros épiploon. Une anse intestinale est ouverte dans une même étendue de son bord libre ; puis, les bords de l'incision de l'anse intestinale sont fixés aux bords de l'incision gastrique par une double suture, de la muqueuse d'abord, ensuite au moyen de la suture de Lembert modifiée par l'auteur. Après avoir fait une toilette complète de la région, on ferme l'abdomen et on applique un pansement à l'iodoforme.

L'opération ne fut suivie d'aucun accident ; dès le troisième jour, le malade pouvait prendre et consommer des aliments solides. Quatre semaines après l'opération l'état général était amélioré, les digestions n'étaient pas douloureuses, et les évacuations alvines étaient normales.

OBSERVATION XIII

Gastro-entérostomie, par BILLROTH.

Le 2 novembre, 1881, Billroth eut recours à la même opération, mais le résultat fut malheureux.

Il s'agit d'un homme de 45 ans, qui était atteint d'un cancer inopérable du pylore. Billroth pratiqua la gastro-entérostomie. L'opération dura une heure et ne fut pas suivie de péritonite ; mais dès l'abord se produisirent des vomissements bilieux qui continuèrent sans interruption jusqu'à la mort du malade survenue le dixième jour. L'autopsie fit voir qu'au siège de l'opération il s'était formé un éperon qui conduisait la bile dans l'estomac en interceptant presque complètement le passage des matières dans le bout inférieur de l'anse intestinale ouverte.

Pour éviter le retour d'un semblable accident, Wœfler propose de suturer le bout inférieur de l'anse ouverte avec la plus grande partie du pourtour de l'incision gastrique, tandis que le bout supérieur ne serait mis en communication avec l'estomac que par un orifice de 2 à 3 centimètres de diamètre.

OBSERVATION XIV

Le 16 mai 1882, fut admise à la clinique de Kussmaul, à Strasbourg, une femme de 32 ans, qui avait subi l'année précédente l'ovariotomie normale pour la délivrer des troubles que déterminait un corps fibreux utérin. Elle était atteinte d'un cancer du pylore très douloureux causant des vomissements fréquents. Comme la tumeur était mobile, Lücke résolut de l'extirper, et si cela n'était pas possible, de pratiquer la gastro-entérostomie suivant la méthode de Wœfler.

L'opération fut faite le 25 mai ; mais, dès les premiers essais pour dégager la tumeur, on put constater qu'elle tenait au foie, à la vésicule biliaire et qu'elle s'accompagnait d'engorgements ganglionnaires volumineux On isola au moyen de pinces à branches recouvertes de caoutchouc une partie de la grande courbure de l'estomac. On isola de même, en la saisissant entre deux pinces une anse d'intestin grêle qu'on attira au dehors ; une incision de 5 centimètres fut faite sur cette anse au niveau de son bord libre ; une incision semblable fut pratiquée sur l'estomac ; 31 points de suture profonde réunirent sur toute la circonférence la muqueuse gastrique et intestinale ; 34 points de suture de Lembert rapprochèrent au-dessus d'eux les séreuses. Aussitôt après l'ablation des pinces à pression, l'estomac et l'intestin qui étaient cyanosés, reprirent leur coloration, et l'on vit le contenu du ventricule passer dans l'anse intestinale. Le ventre fut fermé et la malade guérit. Dès le troisième jour on avait administré du lait ; bientôt, le dixième jour, on donna un peu de nourriture solide. Le trente-septième jour la malade quittait l'hôpital et elle était revenue le 1er août, 2 mois après l'opération, en assez bon état, ne vomissant plus, ayant gagné du poids ; la tumeur paraissait stationnaire.

Observation XV

Gastro-entérostomie, par Courvoisier (1).

Femme de 56 ans, d'une famille de cancéreux, atteinte depuis deux ans d'un catarrhe chronique de l'estomac, et présentant une tumeur mobile du volume d'un œuf, dans la région ombilicale. Diagnostic : cancer du pylore, la résection est projetée.

Opération. — Antisepsie rigoureuse, mais sans spray ; narcose par le chloroforme et la morphine. Incision transversale immédiatement au-dessus de l'ombilic de 15 centimètres d'étendue, coupant les muscles droits. Division du péritoine et de l'épiploon, section de tous les vaisseaux entre deux ligatures à la soie de Czerny ; on reconnaît que la tumeur adhère fortement au côlon transverse, à la tête du pancréas, et au ligament hépato-duodénal ; que par conséquent la résection est impossible, et on se décide pour l'opération de Wœfler.

L'opérateur va alors à la recherche de l'anse jéjuno-duodénale, et pour cela fait au mésocôlon transverse une ouverture transversale qui nécessite 12 ligatures. Ligature temporaire de l'intestin au-dessus du point choisi avec un fil de soie.

Incision de 5 centimètres à l'opposé de l'insertion mésentérique, et nettoyage du segment intercepté (8 ligatures). Puis isolément d'une portion de la grande courbure de l'estomac à l'aide des pinces clamp de Gussenbauer. Incision de 5 centimètres à la paroi postérieure de l'estomac et nettoyage du segment intercepté (12 ligatures). Enfin, réunion d'abord des lèvres postérieures des plaies de l'estomac et de l'intestin à l'aide de 12 sutures internes de Wœfler, et 8 sutures de la muqueuse ; ensuite des lèvres antérieures, à l'aide de 10 sutures

(1) Centralb. für Chirurgie, 1883.

de la muqueuse et de 18 sutures de Lembert. Réduction de l'intestin. Toilette du péritoine. Suture, couche par couche, de la
plaie abdominale. Deux drains dans les angles de la plaie. Pansement à l'ouate salicylée. Durée de l'opération 2 h. 50.

Pas d'accidents, sauf quelques vomissements dans les premiers jours. L'opérée, alimentée par des lavements, paraît devoir guérir, quand au huitième jour, elle est prise d'une péritonite diffuse, à laquelle elle succombe douze jours après.

Autopsie. — La plaie abdominale est réunie, mais le muscle
droit, du côté droit, est le siège d'une infiltration phlegmoneuse.
En arrière de l'ombilic, les anses intestinales sont agglutinées
en un paquet, au centre duquel se trouve un abcès fétide de la
grosseur du poing, sans communication avec la cavité intestinale. La suture gastro-intestinale est parfaitement réunie. L'o-
rifice pylorique est ulcéré et entouré par une tumeur adhérente
au pancréas et au côlon transverse. Tout le reste de l'abdomen
est en bon état.

Cette opération, la sixième qui ait été publiée, diffère
des précédentes, en ce que l'auteur, au lieu de chercher à
attirer l'anse jéjuno-duodénale, en avant du côlon, ce qui
est très difficile, est allé reconnaître et ramener cette anse
à travers une large boutonnière faite au mésocôlon transverse. Il a pu de la sorte agir en toute sûreté, et l'autopsie
qui a montré le colon séparé de son mésentère, dans
une étendue de 12 à 15 centim., a prouvé que ce procédé
n'exposait pas, comme on pouvait le croire, à l'étranglement de l'intestin.

Il est probable que, malgré toutes les précautions,
quelques parcelles du contenu de l'estomac ou de l'intestin
sont demeurées dans le ventre et ont déterminé l'abcès
qui a causé la mort.

OBSERVATION XVI

Gastro-entérostomie, par le Dr RYDYGIER (1).

Homme de 54 ans, atteint d'un cancer du pylore bien manifeste. On lui propose la résection, avec la pensée de faire la gastro-entérostomie si la résection était impossible.

Ce dernier cas se présenta. On laissa de côté les compresseurs et les ligatures provisoires pour lier les vaisseaux au fur et à mesure. Malgré tout, le malade succombait le quatrième jour à la suite d'une hémorrhagie, dont l'autopsie démontra l'origine. Elle venait de la plaie gastro-intestinale. La suture tenait très fortement. Rien du côté du péritoine.

A ce propos, Rydygier fait remarquer que c'est à tort que Lauenstein, auteur d'un cas malheureux, accuse les compresseurs d'être la cause d'hémorrhagie. Celle-ci est survenue quoiqu'on ne les eût pas employés.

La gastro-entérostomie a été pratiquée 13 fois (2).

Elle est plus facile que la résection, moins longue et ses suites moins dangereuses. On peut lui reprocher de n'être qu'une opération palliative contre les vomissements et l'inanition, mais il faut bien remarquer qu'elle n'a été pratiquée que lorsque l'opération radicale, la pylorectomie était impossible ; elle était alors la dernière ressource du chirurgien. Les opérés étaient dans un état si grave que la mort à courte échéance était inévitable.

(1) Centr. für chirurgie, n° 17, 141, 1883.
(2) Winslow, loc. cit.

Sur 11 cancers opérés, 3 malades ont guéri de l'opération ; 8 morts sont survenues de huit heures à quatre semaines après.

Dans deux cas (Billroth, Kocher), il s'est formé un éperon qui provoqua l'arrêt des matières.

Les autres morts ont été produites par cachexie, par hémorrhagie (Rydygier) par péritonite ou affection métastatique du foie.

Parmi les survivants, un a dépassé 4 mois, l'autre 6 mois.

Nous ne faisons que citer pour mémoire les opérations suivantes.

La **Gastrectomie** ou extirpation totale de l'estomac. Connor, de Cincinnati, commença en 1883 l'opération sur les instances de la malade. Il se proposait d'unir la région cardiaque de l'estomac à un point de l'instestin. La malade mourut pendant l'opération.

La **Gastrostomie** fut pratiquée une seule fois par Hahn, de Berlin. Un tube fut passé par le pylore dans le duodénum. Le malade vécut trois semaines.

La **Duodénostomie** ou création d'une fistule duodénale par laquelle se fait l'alimentation.

Pratiquée une seule fois pour un cancer du pylore, elle fut suivie d'insuccès.

CANCER DE L'INTESTIN

Nous nous trouvons encore en présence de deux méthodes : la cure radicale et la méthode palliative.

Entérectomie. — Colectomie.

La cure radicale nécessite forcément deux opérations :
l'une préliminaire, la laparotomie ; puis l'entérectomie
ou la colectomie, suivant qu'il s'agit de procéder à la
résection du petit ou du gros intestin.

Nous sommes donc amené à dire quelques mots de la
laparotomie : c'est une opération préliminaire, et il va
sans dire qu'on peut l'appliquer dans l'une ou l'autre des
deux méthodes. En effet, après l'exploration de la cavité
abdominale, après la constatation des lésions, on peut,
suivant les cas, tenter la cure radicale, ou se contenter de
faire une opération palliative en créant un anus artificiel.
La laparotomie doit à l'antisepsie la place prépondérante
qu'elle occupe aujourd'hui en chirurgie. Réservée pour
certains cas exceptionnels, il y a à peine dix ans, elle entre
aujourd'hui dans la pratique courante, et sert surtout à
fixer le diagnostic des affections abdominales d'où son
nom de laparotomie exploratrice. Pour qu'il en soit ainsi,

il faut donc que sa gravité soit bien minime. D'une façon
générale, la mortalité n'est que de 8 à 10 0/0, et même
nombre de chirurgiens la déclarent tout à fait inoffensive
lorsqu'elle est exécutée avec des précautions antiseptiques rigoureuses, et sur un organisme qui n'est pas
débilité. Nous avons vu que Billroth, Wœlfer, Rydygier
n'hésitent pas à la conseiller et à la pratiquer lorsqu'il y
a lieu, d'après les symptômes, de soupçonner la présence
d'un carcinome abdominal.

Si l'on prend à la lettre la statistique que nous trouvons dans la thèse d'agrégation du Dr Peyrot, on exa-
gère la gravité de la laparotomie dans le cas de cancer
intestinal.

Il signale 42 0/0 de guérison, soit une mortalité de
plus de la moitié des cas.

Mais l'auteur fait lui-même remarquer qu'il ne s'agit
pas de laparotomie simple.

Voici 5 cancéreux guéris, sur 12, dit-il. Mais l'un
d'eux, l'abdomen encore ouvert (les intestins étaient si
gonflés qu'on avait peine à les faire rentrer), est mis sur
le côté et subit la colotomie lombaire, ce qui permet parfaitement la réduction de la masse intestinale maintenant
vide et flasque (Pridgin Teale). Un second, supporte par
surcroît la résection de 0,12 cent. de l'S iliaque, suivie
de la suture des deux bouts de l'intestin. Un anus contre-
nature est ouvert chez deux autres. Ils guérissent pourtant (1).

<hr>

(1) Agrégation, 1880. — De l'intervention chirurgicale dans l'obstruction intestinale.

OBSERVATIONS

Cancer de l'intestin. — Cure radicale. — Colectomie,

Obs. I. — Age de l'opéré, 38 ans. Diagnostic fait par Reybard. Cancer du côlon. — L'ablation est proposée au malade qui l'accepte. Description du manuel opératoire. Marche régulière de l'opération et terminaison par la guérison dont la durée est d'un an. Au bout de dix mois, commencement de récidive. La tumeur enlevée avait le volume d'une pomme reinette ordinaire, dure, d'un blanc grisâtre (observation communiquée à l'Académie de médecine).

Obs. II. — Gussenbauer réséque trois pouces d'un côlon, siège d'une tumeur adhérente à l'intestin grêle chez un homme de 42 ans. Accidents nombreux pendant l'opération qui se termine par la mort, 15 heures après. Pas d'autopsie (Arch. für Klin. Chir., 1871, t. XXIII, p. 233).

Obs. III. — Tentative vaine de réunion des deux bouts d'un intestin réséqué pour enlever un carcinome papillaire du côlon descendant. Schede crée alors un anus artificiel en abouchant le bout supérieur dans la plaie.

Mort le lendemain, sans symptôme de péritonite (Berlin. Klin. Woch., 1878, p. 326, et Deutsche med. Woch., 1878, p. 262).

Obs. IV. — Sept jours après avoir fait un anus artificiel qui avait provoqué la disparition de l'obstruction intestinale, ayant constaté l'existence d'une tumeur siégeant sur le côlon ascendant près de son angle hépatique. Baum, de Dantzig, réséqua l'intestin malade, et fit ensuite la réunion des deux bouts restés sains qu'il réunit dans l'abdomen.

Trois jours après, ce chirurgien dut enlever les sutures. Le malade mourut le 9e jour, après avoir présenté divers accidents (Centralb: für Chirurgie, 1870, t. VI, p. 469).

Obs. V. — Fistule fécale double, chez un homme de 62 ans, avec tumeur s'étendant jusqu'à la ligne médiane en dedans. Avec cela, accidents divers, le tout survenu à la suite d'un coup de pied reçu dans la région inguinale droite. Krausold, pratique l'extirpation de la tumeur, non sans difficulté à cause de ses adhérences avec les gros vaisseaux, et réunit les deux bouts de l'intestin réséqué, par la suture de Lembert.

La mort survint deux heures et demie après. A l'autopsie, noyau cancéreux dans le lobe du foie (Sammlung. Klin. Vorträge, n° 191, et Cent. für Chir., 181, p. 186).

Obs. VI. — Dans le cas de Martini, de Hambourg, la tumeur occupait la grande courbure de l'S iliaque d'un homme âgé de 46 ans, qui depuis un an, présentait les symptômes de l'obstruction intestinale. Elle fut réséquée sur une étendue de 4 pouces. Les deux bouts de l'intestin n'ayant pu être réunis, cet opérateur sutura le bord inférieur de la plaie pour en faire un anus artificiel. Guérison de ce malade qui, dix mois après, malgré son infirmité, était en bonne santé. (Zeitschrift für Keïlkunde, t. I, Prague 1880, p. 208.

Obs. VII. — Un homme de 70 ans, dont le diagnostic de la cause de l'obstruction était douteux, fut opéré par M. Guyon, qui dut réséquer l'intestin sur 6 cent. de long. Après avoir pris toutes les précautions voulues, il réunit les deux bouts par la suture de Lembert, et le cours des matières fut rétabli. Le malade mourut dans l'après-midi (Peyrot, agrég. 1880, p. 184).

Obs. VIII. — Double cancer du côlon transverse de l'S iliaque, chez une femme de 47 ans. Résection des deux fragments de l'intestin. Suture bout à bout. Guérison incomplète. Mort

7 mois après l'opération (Berl. Klin. Wochenschrift, 1880, p. 639).

Obs. IX. — Dans ce cas où la tumeur était très volumineuse, on dut réséquer 2? cent. de l'S iliaque, et créer un anus artificiel après avoir fermé le bout inférieur et aboucher le bout supérieur dans la plaie. Le malade mourut 14 jours après avec des accidents de péritonite et de péricardite (Wiener. méd. Woch., 1881).

Obs. X. — Une tumeur siégeant au niveau de l'S iliaque, chez une femme de 33 ans, fut opérée par Czerny. Tous les temps de l'opération exécutés, l'intestin fut remis dans la cavité abdominale. Rétablissement du cours des matières fécales, huit mois après il n'existait pas trace de récidive.

Obs. XI. — L'insuccès de la colotomie lombaire faite au-dessous du point rétréci nécessite résection du rétrécissement sur une longueur d'un pouce et demi. Anus contre nature dans la plaie. Guérison qui durait encore cinq mois après l'opération (Bryant, med. chir. Soc., 20 mars 1882).

Obs XII. — Femme de 42 ans, opérée par Marshall. Incision exploratrice de l'abdomen à cause du diagnostic incertain de la cause. Accidents nombreux survenus dans le cours de l'opération.

La malade mourut dans la matinée du 3e jour (The Lancet, 1882, p. 116, 721).

Obs. XIII. — Laparotomie par M. Berger. — Opération faite sur un homme vigoureux, âgé de 41 ans, dont les matières étaient rubanées depuis quelque temps, qui, brusquement, fut pris de douleurs vives et de constipation.

A son entrée à l'hôpital, le diagnostic porté fut : obstruction intestinale ; on le soumet donc, mais vainement, au traitement complet de cette affection : purgatifs, douches rectales et électrisation.

Les symptômes s'aggravent rapidement, des vomissements fécaloïdes s'étant produits, le malade fut soumis à l'examen de MM. Gosselin, Berger et Périer. Ils placèrent le siège de l'occlusion sur l'S iliaque, mais sans en préciser bien nettement la cause ; ils ne crurent pas cependant devoir s'arrêter à l'idée d'un cancer, à cause du peu d'importance des troubles antérieurs qu'avait présentés le malade. Quelle que fût donc la cause, que ce fût un volvulus ou une bride, c'était là l'idée qui paraissait la plus probable, on crut, d'un commun accord, que la laparotomie était l'opération qui pouvait donner les meilleurs résultats, étant donnée l'obscurité qui planait sur la nature de l'obstacle. Elle fut donc faite, et toutes les précautions antiseptiques furent prises pour mieux en assurer le succès. L'incision abdominale, trop petite à cause de la distension de l'intestin, dut être agrandie pour permettre à l'opérateur d'introduire sa main dans la cavité abdominale.

M. Périer put sentir alors sur l'S iliaque un noyau dur qui, à n'en pas douter, était le point de départ de l'étranglement. On dut sortir alors une grande partie de l'intestin pour reconnaître qu'on avait affaire à un petit cancer annulaire très limité, véritable type de squirrhe atrophique linéaire adhérent à la fosse iliaque. L'opération se termina par la création d'un anus contre-nature dans la fosse iliaque gauche.

Puis on fit la suture du ventre, sur laquelle on appliqua un pansement de Lister. Le soulagement ressenti par le malade fut immédiat, mais son pouls étant devenu faible, sa température s'étant élevée, il mourut trois heures après l'opération.

Obs. XIV. — Résection du gros intestin, par Wœfller (1). — Il s'agit d'une extirpation de l'épiploon et de la résection de 15 centim. de côlon transverse, motivée par un cancer colloïde de l'intestin. Le résultat fut favorable.

La patiente, âgée de 56 ans, éprouvait depuis 15 ans des dou-

(1) Congrès chirurgie, 1883.

leurs abdominales, et dans les derniers temps de la diarrhée sanguinolente. Il n'y avait pas de symptôme de rétrécissement, mais on sentait une tumeur, qui, au dire de la malade, existait depuis 10 ans. Laparotomie le 28 janvier 1883, adhérences étendues de la tumeur avec les parois abdominales, l'estomac et l'intestin grêle. Résection du côlon transverse, 9 sutures internes et 27 sutures externes de l'intestin. Guérison.

Wœfler tire de ce cas la conclusion que les résections du gros intestin faites sur les points les plus mobiles, comme le côlon transverse ou l'angle du côlon, sont celles qui offrent le plus de chances de guérison, tandis que les résections du gros intestin, dans ses parties profondes, ou au niveau de ses adhérences avec le rein, comme au côlon ascendant et descendant, se sont toujours jusqu'ici terminées par la mort.

En conséquence la résection du gros intestin avec entérorrhaphie consécutive n'est possible que dans un nombre restreint de cas, en dehors desquels il faudra la remplacer par la création d'un anus artificiel provisoire ou définitif.

Wœfler fait encore remarquer que dans les cas de rétrécissement de l'intestin, où, après avoir pratiqué la laparotomie, on s'aperçoit que la résection est impossible, en raison de l'étendue des adhérences, il est possible, quand la partie voisine de l'intestin est assez mobile, au lieu de faire un anus artificiel, de faire une boutonnière comme pour la gastro-entérostomie, à la portion afférente et perméable de l'intestin fixé, et d'y implanter le fragment efférent.

La cure radicale du cancer de l'intestin (entérectomie,

colectomie) ne donne pas des résultats bien encourageants.
A part le remarquable succès de Reybard, de Czerny et
de Wœfler, toujours l'opérateur a été obligé de faire un
anus artificiel. Nous pensons donc qu'il vaut mieux commencer par là sans entreprendre la résection de l'intestin.

Si, dit Kœberlé (1), la résection de l'intestin et sa suture
peuvent amener de bons résultats, ce qui est avéré aujourd'hui, ce ne sera pas sur des cancéreux qu'on devra la
tenter, si on ne veut s'exposer à de graves mécomptes et
compromettre la vie des malades. La colectomie, ainsi
que l'a dénommée J. Marshall, de Londres, est donc une
opération que les faits publiés doivent faire tomber dans
l'oubli.

———————

Opérations palliatives.

La création d'un anus artificiel se fait en deux points de
la paroi abdominale antérieurement et postérieurement.
Celle qui consiste à créer un anus artificiel antérieurement nécessite l'ouverture du péritoine et porte le nom
d'entérotomie.

Dans la deuxième opération, dite colotomie lombaire,
on peut aborder le côlon sans ouvrir la cavité péritonéale.
Nous allons donc comparer les résultats fournis par ces
deux opérations dans le cancer intestinal, établir le parallèle entre le procédé de Nélaton, et le procédé d'Amussat.

Nous laissons de côté la méthode de Littre, qui ne peut

(1) Bulletin thérapeutique, 1882, p. 482.

être applicable au cancer de l'intestin ; nous la retrouverons plus loin dans le cancer du rectum.

Voici donc les résultats que nous donnent ces deux méthodes pour le cancer de l'intestin (1).

COLOTOMIE LOMBAIRE.	GUÉRIS.	MORTS.
Cancer de l'S iliaque.	38.47	41.53
Intra-abdominal. . . .	47.36	52.64

ENTÉROTOMIE DE NELATON.		
Cancer de l'S iliaque.	29.5	70.5
Abdominal	38.	62.

La supériorité appartient donc à la première, la colotomie lombaire.

C'est surtout dans la thèse de M. Peyrot que nous trouvons les renseignements les plus explicites.

Entérotomies dans les obstructions causées par le cancer intestinal.

Sur 43 opérés, on ne donne comme guéris de leur opération que 10 malades, encore deux ou trois sont-ils peut-être un peu sujets à caution. Ce chiffre étant admis, nous trouvons que la proportion des guérisons n'est pas tout à fait de 24 0/0. Il est probable que ce chiffre serait singulièrement abaissé si tous les cas se publiaient.

Les malades qui succombent le font dans un temps très court, 24 fois dans les 48 heures, quelques-uns sont allés jusqu'à 8, 10, 12 jours, et même 28 jours. Nous

(1) Petit. Revue Hayem, 1877. De la gastrotomie.

manquons de renseignements exacts sur la durée de la survie chez la plupart des opérés guéris. L'un d'eux vivait encore au bout de quatre ans; un second est mort au bout de six mois, de cachexie cancéreuse. Les autres ont été perdus de vue plus ou moins tôt. La pneumonie (3 ou 4 fois) érysipèle, une péritonite généralement peu intense (6 fois) sont notés comme ayant donné en quelque sorte le coup de grâce à des malades déjà très affaiblis la plupart du temps.

Frappé de la fréquence des insuccès, M. Verneuil pense qu'il n'y a guère indication à opérer dans des circonstances aussi fâcheuses. Il s'abstient en conséquence de le faire, toutes les fois qu'il est à peu près convaincu de l'existence d'un cancer intra-peritonéal.

Colotomies pour les obstructions qui dépendent du cancer intestinal.

Il s'agit dans le plus grand nombre des cas de cancers de l' S iliaque.

Sur 44 faits, la guérison a été obtenue 18 fois; la mort est arrivée 26 fois à une époque assez rapprochée de l'opération pour pouvoir être rattachée à l'intervention. C'est là certainement une statistique assez favorable, 41 0/0 de succès. Ce chiffre frappe tout d'abord quand on le compare à celui qu'a donné l'entérotomie au niveau de la fosse iliaque

La durée de la survie est naturellement en rapport, avant tout, chez les opérés à la marche de leur cancer. Plus de la moitié ne dépasse guère le 3ᵉ mois. La survie la plus large que nous connaissions est d'un an.

CANCER DU RECTUM

S'il existe des divergences nombreuses parmi les chirurgiens pour la conduite à tenir dans les différents cancers que nous avons passés en revue, il semble qu'il n'en soit plus de même pour le rectum où l'accord tend à s'établir; aujourd'hui les indications sont nettement posées. et l'intervention bien reglée.

Les nombreux travaux parus en France et à l'étranger ont amené cette entente et vont nous permettre de donner un résumé succinct de cette intervention.

Exérèse totale.

L'extirpation du rectum, aujourd'hui, n'est plus discutée. Déjà, en 1873, M. Marchand dans sa thèse d'agrégation, formulait les conclusions suivantes :

L'extirpation de l'extrémité inférieure du rectum, si elle est pratiquée dans de certaines limites n'est pas une opération très grave.

Elle n'expose pas plus qu'une autre, depuis surtout qu'on a appliqué à son exécution certains moyens exérésiques, à des complications immédiates qui doivent la faire rejeter.

Ainsi formulée, cette opinion est très rationnelle ;

mais il importe de préciser dans quelle limite l'opération est possible. Or, de l'avis unanime de presque tous les chirurgiens, il ne faut entreprendre l'extirpation de l'extrémité inférieure du rectum que lorsque, par le toucher rectal, on peut se rendre compte de l'étendue du mal ; c'est-à-dire circonscrire la lésion.

D'autres opinions sans doute plus radicales ont été émises, mais elles nous paraissent exagérées.

M. Esmarch, de Kiel (1) pense qu'il faut traiter le cancer du rectum comme celui des autres régions du corps, c'est-à-dire l'enlever aussi tôt et aussi complètement que possible, et avec lui une assez grande zone de tissus sains. Dans ces conditions, on peut avoir des guérisons durables.

Comme dans le cancer du rectum, les ganglions lymphatiques ne sont envahis que relativement tard, l'opération peut être suivie de succès permanent, même lorsque la maladie dure depuis assez longtemps.

L'ablation du noyau cancéreux seul est suffisante lorsque ce noyau est bien circonscrit et mobile ; dans d'autres cas, il faut enlever une partie plus ou moins grande de la paroi rectale, et même on peut *extirper avec succès tout le rectum jusqu'à l'S iliaque.* Les principaux accidents, hémorrhagie, cellulite pelvienne, péritonite, peuvent être prévenus par une hémostase attentive pendant l'opération, une antisepsie rigoureuse et même dans certains cas exceptionnels le drainage du péritoine.

(1) Congrès international des sciences médicales de Copenhague, 1884.

Grâce aux perfectionnements apportés à l'opération, la mortalité est tombée de 50 à 20 0/0. Les troubles fonctionnels sont minimes. L'ablation d'une bande circulaire de l'intestin suivie de la suture ne vaut rien, parce que le bout inférieur se sphacèle généralement. Il vaut mieux enlever la muqueuse du bout inférieur, conserver les sphincters, et réunir le bout supérieur du rectum avec le bord inférieur de la plaie.

En Allemagne, Wolkmann est grand partisan de l'extirpation totale du rectum cancéreux. C'est une excellente opération, dit-il, et il la compare à l'ovariotomie, qui, repoussée par les chirurgiens, dès le début, a fini bon gré mal gré par entrer dans la pratique courante. Elle n'est pas plus dangereuse que l'ovariotomie, à la condition qu'elle soit pratiquée suivant certaines règles, et en prenant les précautions antiseptiques les plus strictes. D'après lui, la mortalité est moins grande que dans la colotomie.

Mais, contrairement à M. Esmarch, qui est partisan de l'opération pour les cancers remontant à 20 centim. M. Volkmann n'intervient que pour des tumeurs dont la limite supérieure peut être reconnue avant l'opération, après examen préalable fait sous le chloroforme.

De plus, l'état des malades est très satisfaisant, ce qui n'a pas lieu après les opérations palliatives. Enfin lorsque la récidive vient à se déclarer, c'est le plus souvent sous la forme viscérale, et le malade succombe à la cachexie, sans que son état moral ait été affecté par la réapparition de la lésion locale.

S'il en était toujours ainsi, l'extirpation totale n'aurait point de rivale. Mais il faut bien reconnaître que l'enthousiasme pour cette opération est moins grand en France qu'en Allemagne. Nous pouvons répondre à Volkmann par des faits précis; nous les empruntons à la pratique de M. le professeur Trélat (1).

« La méthode des opérations palliatives appliquée à tous les cancers du rectum n'est pas faite pour enthousiasmer les jeunes chirurgiens. J'avoue que, pour ma part, j'ai mis longtemps à la considérer comme une règle générale de traitement. Moi aussi, j'ai recherché la cure radicale de ces cancers; mais sans vouloir décourager ceux qui espèrent faire mieux, plus je vais et plus je me sens entraîné à abandonner cette voie. J'ai conservé le souvenir très précis des opérations que j'ai pratiquées pour des cancers rectaux et toutes viennent à l'appui de cette manière de voir. Il faut respecter le néoplasme et exécuter une opération palliative lorsque cette opération est commandée par la nature et la gravité des symptômes provoqués par le cancer.

« Voici les résultats de mon intervention sur divers malades.

Cure radicale ou ablation totale.

« J'en vois d'abord deux à la Charité, deux femmes : l'une était atteinte d'un épithélioma limité à la marge de l'anus. Je l'ai opérée; elle est sortie guérie; elle est venue nous voir deux mois après. La guérison se maintenait, et depuis je ne l'ai plus revue.

(1) Semaine médicale, 14 février 1884.

« Est-ce là un succès définitif? Je n'oserais l'affirmer, mais la chose est possible. Les épithéliomas circonscrits, relativement superficiels, sont ceux qui ont donné les meilleurs résultats définitifs et il y a lieu certainement de les mettre dans une catégorie particulière, lorsqu'on recherche la meilleure méthode thérapeutique du cancer ano-rectal, c'est pour eux que l'extirpation est le plus défendable et constitue même la méthode de choix. Vous ne verrez d'ailleurs aucune contradiction entre ce que je dis ici des tumeurs ano-rectales et le principe général que j'énonçais précédemment pour les cancers plus ou moins élevés du rectum.

« La seconde de mes malades chez laquelle le néoplasme occupait le rectum, mourut des suites de l'opération.

« A Necker, j'ai fait l'ablation complète du cancer rectal chez un homme de 45 ans. L'opération envisagée en elle-même fut aussi satisfaisante que possible, mais il a fallu trois mois pour que le malade guérisse. Depuis, il est revenu nous voir, et nous avons constaté la persistance de la guérison, puis au bout de quatre mois, nous ne l'avons plus revu.

« Comme nous lui avions bien recommandé de venir, que lui-même comprenait l'importance de ses visites régulières, j'ai tout lieu de croire que si nous ne l'avons plus revu, c'est qu'il ne pouvait plus revenir, qu'il y a eu récidive et que le malheureux a succombé.

« La même année, je faisais une opération analogue ; l'ablation était tout juste complète en raison de l'extrême adhérence de la tumeur avec la paroi antérieure du sacrum. Les suites opératoires furent satisfaisantes tout d'abord, mais la récidive se fit sur place, et le malade succomba sans que nous ayons eu la satisfaction de le voir quitter son lit. Notre intervention n'avait servi à rien; je puis même dire que c'est le contraire, puisqu'elle a obligé le malade à s'aliter un peu plus tôt qu'il ne l'aurait fait si son mal avait été abandonné à lui-même ou traité pas l'entérotomie.

« A la fin de la dernière année, j'opérais un malade atteint d'un épithélioma rectal étendu dont il était impossible de franchir la limite supérieure; il n'y avait pas à songer à une ablation totale, comme il n'y avait aucun accident de rétrécissement, comme la masse de la tumeur ne gênait pas beaucoup le malade déjà fort affaibli, qu'il ne se plaignait pas d'autre chose que de la présence d'un bourgeon qui sortait au travers de l'orifice anal, je me suis borné à réséquer ce bourgeon un peu plus gros que le pouce avec les ciseaux du thermocautère. L'opération était bien anodine par elle-même, et cependant elle suffit pour déterminer une cellulite pelvienne à laquelle succomba le malade.

« Au printemps de la même année, nous opérâmes une femme chez laquelle la tumeur était facilement limitable. L'opération fut aussi complète que possible, et cela sans grand dégât, sans hémorrhagie notable. Les suites opératoires immédiates furent favorables et nous nous applaudissions déjà du résultat obtenu, lorsque la malade fut prise de pyohémie et succomba. Voici encore deux cas auxquels j'attache une grande importance :

« En novembre 1881, un homme distingué, dans une

situation brillante vint me trouver en me disant qu'il se considérerait comme l'homme le plus heureux s'il n'avait de temps en temps des vents accompagnés d'un petit écoulement sanguin et glaireux.

« Je l'examinai, et je découvris un petit épithélioma rectal non soupçonné, qui avait l'étendue d'une pièce de dix sous. Je proposai l'opération, elle fut acceptée ; mais par suite de circonstances inutiles à dire, elle ne put être faite qu'un mois après.

« A ce moment, le volume était plus considérable, et l'opération que j'avais cru devoir être insignifiante (j'avais pensé saisir le noyau entre les mors d'une pince et en faire ensuite la section aux ciseaux ou avec l'anse galvano-caustique), se transforma en une opération étendue, en raison des connexions existantes entre la tumeur et les parties profondes.

« J'avais dû enlever l'intestin, dans les trois quarts de son pourtour, sur une hauteur de 6 à 7 centim. Néanmoins les résultats opératoires furent aussi satisfaisants que possible, et trois mois après, le malade regagnait son pays, se croyant complètement guéri, et il recommença l'existence qu'il menait avant son opération.

« Cinq semaines après son médecin m'écrivait qu'une récidive venait de se produire.

« Je tentai une seconde opération ; elle fut également très complète, très satisfaisante, fort étendue ; il n'y eut aucun accident opératoire. Pendant près de trois nouveaux mois, la plaie marcha vers la guérison, mais elle ne put y arriver et une récidive se fit sur place. Comme nous ne pouvions aller plus loin, nous persuadâmes au malade de rentrer dans son pays où il ne tarda pas à succomber.

« Voilà donc un malade chez lequel j'ai fait un diagnostic précoce ; j'ai surpris la tumeur en quelque sorte à sa naissance ; j'en ai fait l'ablation aussi large que possible, et cependant je ne pus éviter une première récidive qui suivit de très près la guérison opératoire ; puis à la suite d'une seconde opération, nouvelle récidive avant même que la plaie fût cicatrisée.

« Or, pour arriver à ce résultat, je dus chaque fois tenir ce malade trois mois au lit, irrigué, pansé, lavé, etc. En somme, nous lui avons imposé six mois de lit et deux opérations graves pour obtenir quoi ? Un mois à peine d'une existence convenable.

« Au commencement de cette année scolaire, j'eus à soigner une femme de 50 ans, atteinte, elle aussi, de carcinome rectal. Je tentai la cure radicale. Le néoplasme était parfaitement limité, l'extirpation fut complète, la dissection se fit à merveille, sans hémorrhagie considérable, sans grands dégats. Je n'eus même pas besoin de me servir du thermocautère : le bistouri d'abord, l'écraseur ensuite et ce fut tout. M. Latteux reconnut que l'incision siégeait sur des tissus absolument sains.

« La plaie ainsi obtenue se comporta à merveille ; au bout de deux mois, la cicatrisation complète était imminente, et nous parlions déjà de renvoyer cette femme à la campagne, lorsque nous constatâmes dans le pli de l'aîne un tout petit ganglion. Tout d'abord, cela nous inquiéta peu. Lorsqu'on a une plaie comme celle qui résulte d'une semblable opération, on peut bien avoir un petit engorgement ganglionnaire.

« Malheureusement, nous fûmes bientôt désillusion-
nés; car, malgré le bel état de la malade, son ganglion
persista, devint volumineux et dur; bientôt le doute
n'était plus possible; nous nous trouvions en présence
d'une récidive locale et ganglionnaire.

« Voilà les résultats de mes exérèses totales. Ils sont
déplorables. »

Une des statistiques les plus complètes est celle du
Dr Piéchaud (1).

Opération radicale.

Extirpation de l'extrémit inférieure du rectum.

M. Piéchaud publie 149 observations françaises et
étrangères; elles sont considérées sans distinction de
catégories.

Guérisons de l'opération. . .	103	soit 69.13 0/0
Récidive immédiate.	3	
Résultats douteux.	7	
Morts.	36	— 24.16.0/0
Total.	149 cas.	

Causes de la mort :

Péritonite.	18
Cellulite pelvienne.	3

(1) Th. agrég. Intervention chirurgicale dans les cancers du rectum.

Phlébite pelvienne. 2
Pyohémie. 3
Épuisement. 2
Embolie pulmonaire. 2
Hémorrhagie. 1
Erysipèle. 1

Obstruction par rétrécissement situé pl.. . haut que le champ opératoire.

Collapsus. 1
Accidents pulmonaires. 1
Accidents pernicieux. 1

La durée de la survie, dans les cas où la guérison de l'opération a été obtenue, est représentée par les chiffres suivants :

Survie constatée dans le courant de la 1re année   69
   —   après 2 ans. 15
   —   — 3 — 2
   —   — 4 — 5
   —   après 5 ans et plus. 5
                               Total. 103

L'extirpation des tumeurs sans adhérences ou du moins supposées sans adhérences, a donné sur 118 cas :

76 guérisons. . . . . soit 64.40 0/0
5 résultats douteux. . .
3 récidives immédiates.
34 morts. . . . . — 28.81 0/0

L'extirpation des tumeurs adhérentes aux organes génito-urinaires fournit les chiffres suivants sur 31 cas.

27 guérisons. . . . . . . soit 87.08 0/0
2 résultats inconnus. .
2 morts. . . . . — 6.45 0/0

Ces derniers chiffres, dit M. Piéchaud, doivent singulièrement s'éloigner de la vérité. En effet, les opérations plus graves donneraient des résultats plus favorables que les opérations simples. Il est impossible de ne pas conclure, que, le plus souvent, les opérations pratiquées dans de mauvaises conditions et suivies de mort, n'ont pas été publiées, tandis qu'on s'est hâté de produire les cas heureux.

Opérations palliatives.

1° — Rectotomie linéaire.

Sur 21 cas :

Une mort des suites de l'operation, ce qui donne 4.76 pour 100. Ce chiffre n'a rien d'effrayant étant donné surtout que plusieurs des sujets ont été opérés dans de mauvaises conditions.

La plupart des cas indiquent une amélioration considérable.

Deux opérés ont vécu de 6 mois à un an ; 6 au delà d'un an, mais pas plus de 18 mois.

Il n'y a là rien qui condamne la rectotomie surtout lorsqu'on réfléchit un instant à ses indications basées sur 2 faits : la douleur vive et la difficulté de la défécation, deux complications qui surviennent à une période assez avancée.

Il est donc préférable de procéder par la rectotomie, qui, bien faite, va procurer au patient un soulagement physique et moral considérable, tandis que la colotomie, pratiquée immédiatement, compromettra d'abord la vie des malades puisqu'elle est plus dangereuse, et détruira en partie au moins les illusions qu'ils pouvaient avoir sur l'avenir.

2° — Colotomie.

La colotomie s'exécute par deux méthodes principales : l'une méthode de Callisen ou lombaire, l'autre méthode de Littre ou inguinale.

Colotomie lombaire. — Préconisée en France par notre maître M. Léon Labbé dans une communication à l'Académie de médecine, la colotomie lombaire a trouvé en M. le professeur Trélat un zélé promoteur. Nous trouvons dans une clinique le résultat de ses opérations qui sont très satisfaisants. Nous avons eu l'occasion de voir par hasard, une malade opérée par M. Trélat, et qu'il a sans doute perdue de vue, car elle n'a jamais donné de ses nouvelles depuis. Il s'agit d'une femme, atteinte d'un cancer du rectum et opérée le 24 juillet 1885. L'opération avait bien réussi et la malade avait quitté le

service en bon état. Elle était retournée à Argenteuil,
son pays, où elle avait repris ses occupations habituelles ; nous la vimes un an après, dans les premiers jours du
mois d'août 1886. Elle était très cachectique, avait
d'énormes tumeurs ganglionnaires dans l'aine, et dans
la fosse iliaque, néanmoins elle vivait depuis plus d'un an
avec son anus lombaire qui fonctionnait bien. Nous ap-
primes depuis qu'elle mourut deux mois après, dans le
courant de eptembre.

Cette femme avait donc eu environ 15 mois de survie
après son opération.

Voici d'ailleurs les résultats que donnent cette opération.

Colotomie lombaire. — Résultats.

Total des cas : 139.
Dans 8 cas le résultat n'est pas indiqué.
Restent 131 cas.

Sur ces 131 cas, 54 ont succombé avant 2 mois
(38.85 0/0).

La survie a été constatée après 2 mois et avant un an
63 fois (45.32 0/0).

de 1 an à 1 an 1/2.....	5 fois	3.59 0/0.
de 1 an 1/2 à 2 ans....	3 —	2.15 0/0.
Au delà de 2 ans......	6 —	4.30 0/0.

Il va sans dire que dans un certain nombre de cas où
la durée de la survie n'est pas indiquée d'une façon abso-

lument précise, les malades ont pu bien se porter un certain temps encore après la constatation de la survie.

Causes de la mort. — 79 fois la cause de la mort a été indiquée d'une façon positive.

Les 79 cas se repartissent ainsi :

Mort par cause étrangère à l'opération et à l'affection cancéreuse.

Hémorrhagie cérébrale.	1
Bronchite.	2
Anasarque.	1
Pleuro-pneumonie	1
Pyohémie causée par un cathétérisme.	1
Total.	6

Restent 73 cas ainsi répartis :

Epuisement.	27	19.42 0/0
Péritonite aiguë , ...	11	7.91 0/0
Progrès du cancer.	9	6.47 0/0
Cachexie	10	7.19 0/0
Généralisation . . . , ...	4	2.88 0/0
Hémorrhagie opératoire.	1	
Collapsus	1	
Phlegmon périvésical.	1	
Abcès périrectal.	1	
Urémie (compression de l'urèthre par le cancer).	1	7.29 0/0
Récidive dans le poumon	1	
Hémorrhagie rectale (non opératoire).	1	

Péritonite chronique   3   2.15 0/0
Phthisie   2   1.44

Circonstances qui ont amené la mort par péritonite.

Il faut négliger les 3 cas de péritonite chronique dans lesquels la péritonite semble indiquée comme étant de nature cancéreuse.

11 cas de péritonite aiguë.

Sur ces cas, il y en a 11 dont les causes ne sont pas indiquées.

Restent 7.

    Péritonite indiquée comme existant
      avant l'opération   2
    Lésion du péritoine dans l'opération.   3
    Rupture de l'intestin   1
    Perforation intestinale siégeant au-
      dessus du rétrécissement   1

Dans les 79 cas suivis de mort, si l'on recherche l'âge de la lésion au moment de l'opération, on trouve :

Dans 15 de ces cas, l'âge n'est pas indiqué :
Restent 64 cas dans lesquels la lésion remonte

    A moins de 3 à 4 mois . . . .   2 cas
      —   de 4 à 6 mois   5
      —   de 6 mois à 1 an   18
      —   à 1 an   6
      —   de 1 an à 2 ans   7
      —   de 2 à 3 ans   13
      —   à 3 ans et plus   13
                                        64 cas

M. le professeur Th. Bryant, de Londres donne le résultat de sa pratique sur la colotomie lombaire.

Sur 82 cas, 60 furent opérés pour cancer avec résultats suivants :

Mortalité dans le 1er mois, 26 cancéreux, soit 43 0/0.
Survie des opérés avec succès.

    De 2 à 6 mois. . . . . . . : . . 9 cancéreux.
    De 6 à 12 mois 7   —
    De 1 an à 5 1/2. . . . . : . . 9   —
    De 5 ans 1/2 à 14 ans . . . 1   —

8 cancéreux quittèrent l'hôpital en état de convalescence.

Total 60 cas.

M. Bryant recommande la colotomie dans les cas de cancer non justiciables de l'opération radicale. Alors il faut opérer de bonne heure, même avant l'obstruction. On évite ainsi au malade bien des souffrances et on ralentit la marche du mal qui n'est pas irrité par le passage constant des fèces.

Colotomie inguinale.

A la colotomie lombaire, M. le professeur Verneuil préfère la colotomie inguinale ou méthode de Littre. Il est bien évident qu'au point de vue de la survie, les deux opérations se valent. Mais, dit M. Verneuil, j'ai obtenu des résultats si favorables surtout au point de vue opératoire, que je proclame la colotomie inguinale, la méthode d'élection en cas de cancer du rectum. Cependant cette dernière nécessite l'ouverture de la grande cavité péritonéale afin d'aller à la recherche de l' S iliaque. A priori cette méthode de Littre semble donc plus grave que celle de Callisen. Il n'en serait rien d'après M. Verneuil, qui, sur six opérés, n'a jamais observé trace de péritonite.

D'une façon générale, on peut mettre ces deux méthodes sur le même pied d'égalité, c'est souvent une question d'habitude qui fait préférer à tel chirurgien l'une à l'autre.

Il faut bien reconnaître cependant que la défécation postérieure a de grands avantages sur la défécation antérieure, et ce résultat seul suffirait à donner la préférence à la méthode de Callisen.

CANCER DE L'UTÉRUS

Nous avons à donner les résultats fournis par les hystérectomies partielles et les hystérectomies totales.

Amputation sous-vaginale du col de l'utérus.

Cette opération est pratiquée depuis très longtemps avec des résultats satisfaisants. Nous trouvons dans un travail de M. Verneuil tous les éléments pour l'apprécier (1).

« 16 ablations ont été faites pour des cancers, 15 ont guéri, une seule à été fatale. Le cul-de-sac péritonéal fut ouvert et l'opérée succomba à une péritonite aiguë. Dans ce cas, le col était court et volumineux. La traction faite sur la matrice abaissa le cul-de-sac péritonéal et facilita son ouverture, d'autant mieux que la chaîne de l'écraseur, non fixée, s'était portée peu à peu en haut et avait sectionné les parties profondes sur un point plus élevé que les superficielles.

« Les 15 succès opératoires sont les suivants :

« Une dame est opérée depuis trop peu de temps pour

(1) Archiv. de médecine, 1884.

qu'on puisse connaître l'issue définitive. Jusqu'ici tout va bien.

« Chez deux malades atteintes, l'une d'une tumeur embryoplastique, l'autre d'épithélioma ordinaire très vasculaire, la repullulation du mal a été immédiate.

« Chez cinq autres, la plaie n'a jamais guéri d'une manière complète, et au bout de quelques mois, on a constaté nettement la nature épithéliale de bourgeons qui la tapissaient ; néanmoins le résultat a été passable, car la rémission des accidents a duré plusieurs mois.

« Chez une autre malade opérée récemment l'extirpation n'a pas été complète, et le mal poursuivra fatalement ses progrès.

« Trois malades ont été perdues de vue, mais seulement après longtemps. Une de ces malades est devenue enceinte après l'opération et a eu un accouchement heureux.

« La malade que j'ai opérée à l'hôpital de Lourcine, et qui a été atteinte de pelvi-péritonite grave, paraît avoir tiré grand profit de l'opération. Je l'avais d'abord perdue de vue, lorsqu'elle est venue me consulter pour une autre affection trois ans après. L'examen de la cavité vaginale n'a révélé aucune récidive.

« Mêmes suites heureuses chez la domestique d'un de mes confrères ; l'altération était encore bien limitée à la lèvre antérieure du col, mais elle paraissait se prolonger le long de la cavité cervicale. J'ai dû amputer tout le museau de tanche. La malade revue à plusieurs reprises était parfaitement guérie plus de trois ans après l'opération.

« J'aurais bien pu croire à une guérison radicale chez

la première personne que j'ai opérée il y a environ 25 ans. Il s'agissait d'un énorme fongus du col, remplissant la moitié du vagin mais qu'on pouvait encore circonscrire. L'ablation fut faite avec l'écraseur.

« Pendant 6 ans, la guérison se maintint sans autre accident que quelques phénomènes de dysménorrhée imputables à l'étroitesse de l'orifice du col. Au commencement de la 7e année, la santé générale faiblit, des douleurs apparurent sur le trajet des nerfs sciatiques, des masses ganglionnaires se montrèrent dans l'aine, au bas des fosses iliaques internes et l'excavation pelvienne se remplit de productions dures. La malade, en proie à de vives souffrances, mit néanmoins une année à mourir.

« La cicatrice du col n'avait point bougé et il n'y avait pas la moindre récidive locale. »

M. le professeur Verneuil conclut ainsi (1) :

« J'ai démontré, par la statistique que j'ai produite, que les résultats de ces opérations partielles sont des plus encourageants. Elles m'ont permis d'obtenir des guérisons que l'on peut considérer comme radicales et enfin elles ne font pas courir aux malades les dangers si grands de l'hystérectomie. »

Voici les résultats obtenus dans la clinique de Schrœder par l'amputation large du col de l'utérus par le vagin.

105 opérations : 15 morts.

(1) Société de chirurgie, 6 janvier 1886.

56 opérées ont été perdues de vue ou atteintes de récidive avant le 6e mois après l'opération.

36 sont restées guéries 6 mois.

26	—	—	1 an.
21	—	—	1 an et demi.
18	—	—	2 ans.
15	—	—	2 ans et demi.
12	—	—	3 ans.
4	—	—	4 ans.

Il est à noter que parmi les femmes disparues de 6 en 6 mois ou d'année en année, toutes n'ont pas été prises de récidive et certaines n'ont pas été revues par l'auteur.

Paulik, publiant la statistique des opérations du col de l'utérus par l'anse galvano-caustique pratiquées par Braun de Vienne, en rapporte 136 cas qui se décomposent ainsi :

10 morts dont 8 des suites de l'opération.

22 perdues de vue :

16 non guéries.

31 mortes une fois l'opération guérie en dehors de la clinique.

22 récidives constatées.

2 mortes de suites de couches sans récidives.

33 bien portantes depuis un an et plus, l'une depuis 19 ans 1/2.

En somme, 24.15 0/0 de guérison pendant un an et plus.

Et 92.7 guérisons opératoires.

Amputation supra-vaginale du col de l'utérus par le vagin.

Schrœder en a fait une opération réglée qu'il applique lorsque le cancer ne dépasse pas les limites proprement dites du col.

Schrœder a fait jusqu'en 1882, 37 fois cette opération supra-vaginale.

4 morts, 3 par septicémie et une de l'opération.

7 guérisons, une seule femme revue 7 mois après.

17 récidives rapides.

9 résultats inconnus.

Czerny a fait 4 opérations analogues avec 3 guérisons et une mort

Des 3 femmes guéries, une est morte de récidive, une autre en est menacée au moment où l'auteur fait sa communication.

Amputation supra-vaginale du corps de l'utérus par la laparotomie.

Lorsque le cancer, au lieu de débuter par le col, envahit d'abord le corps de l'utérus, son ablation par la voie vaginale ne devient possible que si l'on enlève la totalité de la matrice.

Schrœder a fait pour ces cas l'amputation du corps seul au-dessus du col par la laparotomie.

En 1880, il avait fait cette opération 5 fois avec une mort et une récidive.

En 1884, il rapporte 13 cas d'amputations supra-vaginales par laparotomie pour des cancers limités au corps.

4 opérées sont mortes.

4 résultats sont incertains.

Il y a eu une récidive rapide, enfin 4 opérées sont encore guéries au bout de deux ans.

Kœberlé conseille également l'ablation du corps de l'utérus par la voie abdominale dans le cas de cancer primitif de la matrice n'ayant pas encore envahi le col.

Nous nous demandons si, dans ces cas, il ne serait pas plus simple de faire l'hystérectomie vaginale.

Opération de Freund. Hystérectomie abdominale.

Nous ne dirons que quelques mots de cette extirpation complète de l'utérus cancéreux par la voie abdominale, car elle a donné des résultats déplorables qui l'ont fait délaisser.

Osteloh ayant rassemblé 39 observations de Freund, donne les résultats suivants.

27 morts.

2 opérations inachevées.

10 guérisons.

Des 10 femmes guéries de l'opération, cinq eurent une une récidive précoce.

Les imitateurs de Freund, Rydygier, Schrœder, cher-
chèrent en vain à améliorer la méthode. Devant les insuccès, ils l'ont abandonnée. Enfin, pour condamner définitivement cette opération, il nous suffit de citer la statistique
de Kleinwächter. En 1881, il a rassemblé 94 cas d'opérations de Freund. Il y a eu 24 succès opératoires et
70 morts. La mortalité est donc : 4 malades sur 5 opérées.

Hystérectomie vaginale

Déjà pratiquée par Sauter, Langenbeck et surtout
Récamier (1829), elle fut remise en honneur par Czerny,
Billroth, Schede. Ce sont Wœfler et Mikulicz, les élèves
de Billroth qui publièrent les premières observations de
cancers de l'utérus enlevés par le vagin. En France,
M. Péan, en 1882, tente la première opération de ce genre,
mais c'est surtout depuis dix-huit mois, grâce à l'impulsion donnée par MM. Trélat et Terrier, que les cas
deviennent de plus en plus nombreux.

Dans une thèse toute récente, notre excellent collègue
et ami Gomet relate trente observations, et cite le résultat d'autres qu'il n'a pu se procurer. « En résumé, dit-il,
nous connaissons 48 opérations ayant donné 33 guérisons et 15 morts. Ce qui fait 31.25 0/0 de morts. Tel
est le bilan du plus grand nombre des hystérectomies
vaginales faites en France.

« Aujourd'hui que le manuel opératoire se perfectionne,

devient mieux connu, aujourd'hui que cette opération n'est plus nouvelle pour beaucoup de chirurgiens, elle donne de très bons résultats, nous n'en voulons d'autre preuve que celle-ci : les dix dernières opérations que nous connaissons ne donnent pas un décès. Et dans un avenir très prochain le succès sera à son apogée; alors que le diagnostic des cas opérables sera plus minutieusement fait, alors que la péritonite sera la seule cause de mort à redouter, les échecs opératoires se compteront et l'hystérectomie vaginale sera une excellente opération. »

Nous avons assisté à deux opérations d'hystérectomie vaginale pratiquées par notre maître M. Labbé. Toutes deux ont été faites avec succès et les malades ont bien guéri. Le résultat de la première opération est mentionné dans la thèse de Gomet et figure parmi les succès. Nous publions le second cas.

OBSERVATION (INÉDITE).

Epithélioma utérin. Hystérectomie vaginale.

Par le Dr L. LABBÉ.

Madame E..., âgée de 31 ans, entre à l'hôpital Beaujon le 17 juin 1886, dans le service de M. Labbé. Elle a eu quatre grossesses; le dernier enfant, il y a sept ans. Depuis cette époque, elle était traitée pour une ulcération du col de l'utérus, avait des pertes blanches très abondantes.

Elle a toujours été bien réglée; mais depuis un an, elle a des pertes assez abondantes dans l'intervalle des règles, et un écoulement blanchâtre permanent. Elle se plaint de douleurs vives dans le ventre.

Par le toucher vaginal, on constate sur le col des végétations saillantes et saignant très facilement. La lèvre postérieure surtout est envahie par des végétations. L'utérus est très mobile. Les organes voisins sont indemnes, le vagin, la vessie et le rectum. Par la palpation on ne sent rien dans les ligaments larges.

L'état général de la malade est excellent, elle a bon appétit, mange et digère bien.

L'opération, l'hystérectomie vaginale, est décidée pour le 30 juin. Pendant les dix jours qui précèdent l'opération, on pratique la désinfection vaginale par des injections au sublimé. Chaque jour on applique, sur les végétations, un tampon de gaze iodoformée.

La veille de l'opération, la malade est purgée. Elle est transportée dans une chambre d'isolement où l'on maintient la température à 25°.

Après l'anesthésie par le chloroforme, on pratique le cathétérisme de la vessie et la malade est placée sur le lit à ovariotomie de Mariaud. Les jambes sont fléchies dans la position de la taille.

Avec de grosses pinces construites par M. Mariaud, on attire l'utérus qui arrive facilement à la vulve. M. Labbé pratique une incision circulaire à 1 centim. de l'orifice externe; on éprouve d'assez grandes difficultés pour séparer la vessie de l'utérus. Il est nécessaire alors d'introduire une sonde d'homme dans la vessie afin de reconnaître les parois. Le décollement s'opère avec l'ongle et la spatule, et amène une hémorrhagie en nappe qui s'arrête bientôt. La vessie une fois dégagée, il est facile d'introduire deux doigts en crochet qui vont chercher le fond de l'utérus et le font basculer en avant. Sur les côtés le dégagement est facile. En même temps que l'utérus, vient faire saillie l'ovaire droit atteint de dégénérescence kystique.

On passe à la base du ligament large du côté droit une aiguille courbe, celle qui sert pour les pédicules des kystes de l'ovaire. Un gros fil de soie double est passé, et l'on sert fortement tout le ligament large y compris l'ovaire. La section se fait avec des ciseaux et ne donne lieu qu'à un écoulement de sang insignifiant.

On lie de la même façon le ligament large du côté gauche, en laissant l'ovaire qu'on n'aperçoit pas. Alors on décolle l'utérus de la paroi postérieure du vagin. Les adhérences avec la paroi rectale sont difficiles à détacher, et donnent lieu à une hémorrhagie en nappe difficile à arrêter. Ce sont les artères rectovaginales qui saignent, et il est difficile de faire des ligatures sur cette surface plane, Les fils tiennent mal.

L'utérus est enlevé complètement. On aperçoit l'épiploon qui était légèrement adhèrent à l'utérus, et fait un peu saillie.

Les surfaces de section du vagin donnent aussi un peu de sang. Comme les ligatures sont insuffisantes, M. Labbé se décide à laisser les pinces à démeure pour arrêter l'hémorrhagie de la paroi rectale.

On ne fait pas de suture au péritoine. On ne laisse que les pinces comme drains, et on applique plusieurs tampons de gaze iodoformée.

L'opération a duré 1 heure et quart.

Le lendemain, la malade va bien, elle a dormi jusqu'à une heure du matin, puis elle a éprouvé des tiraillements dûs aux pinces sans doute. Celles-ci sont enlevées et la malade éprouve un soulagement immédiat. Le pansement est renouvelé, et cinq tampons de gaze iodoformée sont appliqués.

Le 2 juillet. La malade éprouve de fréquents besoins d'uriner qui nécessitent le cathétérisme. Elle a vomi une fois. On laisse en place le pansement qui n'a pas d'odeur. Le ventre est très souple.

Le 3. La malade est très bien, et s'alimente.

Le 5. Nouveau pansement. Etat très satisfaisant.

Le 7. Quelques douleurs pour uriner. Pansement.

Le 9. L'état général est excellent.
Elle sort le 17, complètement guérie.

Sänger a rassemblé 133 cas d'extirpation totale d'utérus cancéreux qui ont donné 95 guérisons, 38 morts, 10 opérations n'ont pu être achevées, et 6 fois les opérées ont guéri, 4 fois elles sont mortes. Ces 10 opérations sont comprises dans les 133 cas.

Il y a eu :

> 71.4 0/0 guérisons.
> 28.6 0/0 morts.

M. Schwartz, dans l'article Utérus, dict. Jaccoud, a recueilli 80 observations nouvelles, depuis le travail de Sänger. Sur ces 80 cas, il y a eu 57 guérisons et 23 morts, ce qui donne :

> 71.25 guérisons.
> 28.75 morts.

En ajoutant ces deux statistiques, on arrive au chiffre de 213 cas qui se répartissent ainsi :

> Guérisons 152
> Morts   61

soit :

> 71.36 0/0 guéris
> 28.64 0/0 morts.

Dans le livre d'Hegar et Kaltenbach, nous trouvons la statistique suivante :

	Nombre des opérations.	Guéris.	Morts.	Opérations incomplètes.
Czerny	1	1	»	»
Billroth	3	2	1	»
Schede	2	»	2	»
Schrœder	7	6	1	»
Hofmeier	1	1	»	»
A. Martin	11	6	2	3
Baum	4	2	2	»
Lane	1	1	»	»
Olshausen	2	2	»	»
Total	32	21	8	3

D'après ce tableau, nous voyons que sur 29 opérations complètes, la mortalité est seulement de 25 0/0. On ne peut encore rien dire de précis sur les récidives, car dans la plupart des cas, les malades ne sont pas restées assez longtemps en observation. Les faits rapportés par Czerny et par Martin, montrent du reste que celles-ci ne manquent pas.

Valeur thérapeutique de l'hystérectomie vaginale.

Les différentes statistiques que nous avons publiées, montrent le degré de mortalité de cette affection: En France, si la proportion de 31.5 0/0 paraît élevée, il faut bien reconnaître que les chirurgiens français ont eu à faire en quelque sorte l'apprentissage de cette opération, et qu'une hémostase insuffisante a été la cause de plusieurs cas malheureux.

Si l'on s'en rapporte aux statistiques étrangères, la mortalité n'est que de 25 0/0. Il n'est pas douteux qu'un pareil résultat, dans un avenir très prochain, sera obtenu en France. L'hystérectomie vaginale dès aujourd'hui est entrée dans la thérapeutique des affections utérines, et y occupera une place prépondérante.

Elle rencontre encore aujourd'hui quelque opposition de la part de chirurgiens illustres. Nous ne voulons citer que celle de Kœberlé, dans une communication récente à la Société de médecine de Strasbourg, février 1886.

L'auteur se prononce formellement contre l'ablation totale de l'utérus dans le cancer de cet organe. Il fait remarquer que le cancer primitif du corps de la matrice est excessivement rare, et que dans ce cas la partie vaginale du col reste longtemps normale. Il est inutile alors d'enlever le col utérin qui est intact.

« Le cancer de la matrice, ajoute Kœberlé, débute ordinairement par la partie vaginale du col, au voisinage de l'orifice interne et se propage ensuite irrégulièrement par irradiation, en envahissant peu à peu toute l'étendue de la partie vaginale du col ; puis il s'étend au vagin et aux organes immédiatement voisins. Or, presque toujours il envahit la vessie, avant d'avoir atteint la partie moyenne de l'utérus qui correspond à l'orifice interne du col. Les ligaments larges et les ganglions lymphatiques sont atteints aussi d'ordinaire avant le fonds et le corps de la matrice. Lorsque ces dernières parties sont malades, le cancer est inopérable ; lorsqu'elles sont saines, il est absolument inutile de les enlever. »

Conformément à ces prémisses, Kœberlé conseille l'ablation du corps de l'utérus par la voie abdominale dans le cas de cancer primitif du corps de la matrice n'ayant pas encore envahi le col. Si le néoplasme a débuté par le col et n'est pas encore devenu incurable, Kœberlé se contente d'enlever le segment inférieur de la matrice jusqu'à l'orifice intact du col. c'est-à-dire toute les parties malades.

« Quant à l'hystérectomie ou ablation totale de l'utérus, elle fait courir à la malade des risques bien plus grands que les opérations partielles dont il est question. Celles-ci doivent donc lui être préférées lorsqu'elles suffisent à extirper toutes les parties malades. Il résulte, d'ailleurs, des considérations précédentes que dans le cancer de la matrice l'hystéroctomie n'est indiquée que très exceptionnellement. »

Il est vrai que l'amputation du col est une opération bien moins dangereuse que l'ablation totale de l'utérus; mais en a-t-elle les avantages?

Nous nous trouvons en présence de deux opérations, l'une partielle, relativement bénigne, l'autre radicale, mais plus grave. Laquelle adopter?

Ici donc se pose la question d'efficacité thérapeutique; en un mot quelle est la survie après chacune d'elles ? Aujourd'hui on ne peut donner une réponse formelle. Il est évident que d'après les observations françaises, on ne peut porter un jugement définitif sur l'hystérectomie vaginale. L'acte opératoire semble jugé, dit de M. Trélat (1)

____

(1) Communication à l'Académie de médecine.

il a cessé d'être redoutable par lui-même. Mais l'opération est encore trop récente pour qu'on puisse apprécier les résultats qu'elle aura donnés. Ce n'est que dans quelques années qu'on pourra ouvrir une enquête sur ce sujet. A l'heure actuelle l'hystérectomie vaginale compte des échecs et des succès. Dans la séance du 15 janvier 1886 à la Société de chirurgie, M. Tillaux rappelle l'observation d'une jeune femme de 20 ans qu'il avait opérée avec succès. Le corps de l'utérus était sain, les culs-de-sac libres. L'opération avait été faite dans les meilleures conditions possibles et cependant on pouvait déjà constater au bout de six semaines une récidive dans la cicatrice vaginale. Cet échec, dit M. Tillaux, l'a beaucoup refroidi, et depuis, en face de cas semblables, il a fait l'excision cunéiforme sus-vaginale du col. Il se demande si cette opération, moins grave, ne donnerait pas les mêmes chances de survie, quand le col est seul malade.

Par contre, nous pouvons citer d'autres résultats plus heureux. Une malade de M. Dudon, de Bordeaux, est opérée depuis 48 mois, sans récidive.

La malade de M. Trélat, les deux malades de M. Terrier, opérées depuis plus d'un an ne présentent pas trace de récidive et sont dans un état de santé des plus florissants.

Notre maître, M. Labbé, nous disait avoir revu son opérée, il y a quelques jours. La cicatrice vaginale est souple; l'état général est bon; il n'y a rien de suspect chez elle.

La question reste donc pendante.

Cependant une statistique toute récente semblerait la

trancher en faveur de l'hystérectomie partielle. Elle est du professeur Hofmeier, de Berlin, et date du 8 janvier 1886 (1).

Cure radicale du carcinome du col par le traitement chirurgical, par Hofmeier (2).

Cette question, dit l'auteur, ne peut être résolue que par une détermination exacte et une appréciation judicieuse des résultats obtenus. Aussi s'est-il livré à de nouvelles et laborieuses recherches. Puis il a dressé des statistiques qui diffèrent des statistiques habituelles, par ce fait qu'il met en parallèle les guérisons observées pendant un temps donné et les opérations faites pendant ce même temps. Il a évidemment écarté les observations des femmes mortes des suites de l'opération et de celles au sujet desquelles il a été impossible d'obtenir des renseignements suffisants.

Opérations faites durant un an :

		Récidives.	Guérisons.	
Extirpation partielle	88	43	45 =	51 0/0
— totale..	29	15	14 =	48 0/0
Total.........	117	58	59	51 0/0

Opérations faites durant deux ans :

		Récidives.	Guérisons.	
Extirpation partielle	68	37	31 =	46 0/0
— totale..	25	19	6 =	24 0/0

(1) Société obstétric. et gynécol. de Berlin, 8 janvier 1886.
(2) Société obstét. et gynécolog. de Berlin, 8 janvier 1886.

Opérations faites durant trois ans :

		Récidives.	Guérisons.
Extirpation partielle	49	26	23 = 47 0/0
— totale..	14	12	2 = 14.5 0/0

Opérations faites durant quatre ans :

		Récidives.	Guérisons.
Extirpation partielle	29	18	11 = 38 0/0

Extirpations faites durant 5 ans :

		Récidives.	Guérisons.
Extirpation totale..	17	11	6 = 35 0/0

« Le chiffre des guérisons tombe, de la première à la troisième année de 51, à 40 0/0. Cette différence provient surtout des résultats fournis par l'extirpation totale. Avec cette méthode, en effet, le chiffre des guérisons tombe dans le même laps de temps de 48 à 14 0/0.

Pour les opérations pratiquées quatre ou cinq années auparavant, le nombre de guérisons tombe à 38 et 35 0/0, non parce que les récidives tardives sont plus nombreuses, mais parce que les indications de l'opération se sont étendues. Il ressort des résultats très défavorables fournis par l'extirpation totale, que les formes de cancers contre lesquelles on a recours à cette méthode, offrent par elles-mêmes des chances moindres de succès, sans doute parce qu'elles ne sont reconnues que tardivement. Cependant, si on compare les résultats du traitement chirurgical du carcinome du col avec ceux fournis par le même traitement pour les cancers des autres régions, on voit qu'ils se rangent parmi les meilleurs.

Comme le chiffre des guérisons dans les cas de carcinome du col (amputation supra-vaginale) est toujours resté à peu près à 45 0/0, on peut en conclure que la moitié des cas auxquels convient l'amputation partielle peuvent être définitivement guéris par cette méthode d'intervention.

Les récidives après un an, lorsqu'il s'agit de cancroïde du col sont très rares, et alors se font toujours dans el tissu cellulaire pelvien, nous avons cependant observé cinq récidives éloignées (trois et quatre ans après l'opération). Sur 45 cas, il n'y eut que quatre récidives locales après un an ; encore avant la fin de cette année, l'état des tissus était-il douteux et existait-il de l'infiltration du tissu cellulaire.

Quand après un an l'état local des tissus est normal, on peut, pour ainsi dire, affirmer qu'il n'y aura pas de récidive. Deux fois seulement, la récidive intéressa si profondément l'utérus que l'extirpation totale parut indiquée. Malheureusement l'une des malades succomba ; dans l'autre cas, l'opération fut faite un peu avant quatre mois après la première opération.

Dans ce travail très intéressant, deux points cependant nous paraissent obscurs :

Cette statistique comprend-elle les opérations faites dans les cas où les lésions étaient limitées au col ? Alors les deux opérations sont radicales, il est vrai, en ce qu'elles permettent l'extirpation des parties malades ;

mais nous ne comprenons pas pourquoi l'opération la plus complète, l'hystérectomie totale serait suivie plus souvent de récidive que l'hystérectomie partielle.

Dans le cas contraire, il n'y a plus de parallèle possible, puisque les conditions ne sont plus les mêmes. L'extirpation totale et l'amputation vaginale répondent à deux indications différentes : celle-ci n'est plus possible, alors que celle-là devient une ressource précieuse.

Si nous insistons sur ce point, c'est que nous trouvons dans la thèse de notre ami Gomet, qui paraît exprimer l'opinion du professeur Trélat la proposition suivante : « nous sommes partisan de l'extirpation totale de l'utérus si petit et si limité que soit l'epithélioma ».

En pareil cas, c'est-à-dire lorsque le col seul est atteint, et que les deux opérations sont possibles, il serait curieux de voir les résultats obtenus par deux chirurgiens, opérant dans des conditions égales et semblables, mais par des méthodes différentes : ce serait, croyons-nous, la meilleure façon de juger la valeur thérapeutique des opérations ; à priori, il semble que l'hystérectomie vaginale doive donner une survie plus longue.

APERÇU GÉNÉRAL — CONCLUSIONS

Arrivé au terme de ce travail, nous nous proposons de formuler les conclusions qui se dégagent dans notre esprit, de l'étude impartiale à laquelle nous nous sommes livré.

I. — Pour le cancer du larynx, nous pensons que l'extirpation complète n'est pas jugée à sa valeur véritable par les statistiques actuelles. C'est une opération relativement simple, comme le disait encore il y a quelques jours notre maître M. Labbé, au Congrès français de chirurgie.

S'il existe 40 0/0 de mortalité à l'heure actuelle, à la suite de cette opération, cette mortalité doit s'atténuer, car les fautes commises jusqu'ici deviennent un enseignement précieux pour l'avenir. Nous trouvons 3 morts par hémorrhagie et 7 par épuisement. Ce résultat n'étonne pas, après la lecture de certaines observations, celles de Bottini par exemple, où il s'agissait de véritables drames sanglants.

Mais depuis qu'on a abandonné le bistouri pour le galvanocautère, l'hémorrhagie devient insignifiante. Nous affirmons que les malades opérés par M. Labbé n'ont pas perdu plus de 300 grammes de sang chacun.

L'hémorrhagie ne doit donc plus figurer parmi les causes de la mort.

Le grand écueil de l'extirpation du larynx réside dans les complications pulmonaires. Dans la moitié des cas mortels, les opérés succombent de pneumonie secondaire. Le malade de l'observation I en est un exemple ; il est évident qu'il a contracté cette broncho-pneumonie à la suite de l'accumulation de mucosités dans la trachée. S'il est vrai que la plupart de ces pneumonies sont de nature infectieuse, dues à l'introduction dans les voies respiratoire de produits septiques, le chirurgien dorénavant devra porter son attention de ce côté et maintenir une asepsie parfaite. Les soins consécutifs auront donc une grande importance, et ce n'est que par le renouvellement fréquent du pansement, plusieurs fois par jour, qu'on arrivera à atténuer, sinon à éviter, la gravité de ces complications.

II. — Une opération palliative qui donne 76 0/0 de mortalité, et procure une survie moyenne de dix huit jours nous paraît devoir être bannie de la thérapeutique. Tel est le cas de la gastrostomie pour le cancer de l'œsophage.

III. — Nous aimerions mieux conseiller la résection du pylore carcinomateux qui a exactement la même gravité (76 0/0 mortalité). Elle a au moins le mérite d'être une opération radicale, pouvant donner une survie de plusieurs années.

Il est bien évident que tous les cancers de l'estomac ne

seront pas justiciables de cette opération, et qu'ici, comme pour le cancer de l'utérus notamment, il faudra choisir les cas. L'intervention ne sera possible qu'autant que le carcinome pris au début, n'aura pas encore contracté d'adhérences avec les organes voisins. Ces indications sont exactement celles de l'hystérectomie vaginale.

Mais pour l'utérus, s'il est facile par un examen direct de reconnaître l'étendue des lésions, il n'en est plus de même pour le carcinome stomacal qui se présente dans des conditions d'infériorité manifeste. La laparotomie sera l'opération préliminaire qu'il sera toujours nécessaire de pratiquer, car elle seule permettra de décider si la résection est possible. Auparavant il faudra qu'il soit prouvé que la laparotomie exploratrice est par elle-même inoffensive, exempte de dangers, et ce résultat n'est pas encore acquis.

C'est dans ces conditions seulement et dans un nombre de cas très restreint, qu'il est permis d'espérer que la pylorectomie entrera un jour dans la pratique chirurgicale.

IV. — Le cancer intestinal ne se révèle le plus souvent que par des phénomènes d'obstruction.

Il est alors arrivé à une période très avancée, et le chirurgien est appelé à intervenir sur un organisme débilité, déjà cachectique. Il faut donc lui épargner un traumatisme grave et se contenter d'une opération palliative, l'entérotomie de Nélaton, si le siège du cancer est inconnu, la colotomie lombaire s'il occupe l'S iliaque.

V. — Pour le cancer du rectum, toutes les opérations trouvent leurs indications. Si l'extirpation du rectum, même étendue, est possible, elle a le triste privilège d'être suivie de récidive précoce, et, en réalité, ne remplit que le rôle d'une opération palliative. Dans ces conditions, il est peut être préférable de commencer par une de ces opérations palliatives ; la rectotomie linéaire et la colotomie soit lombaire soit iliaque. Ces deux opérations, rectotomie et colotomie, ne s'excluent pas l'une l'autre et peuvent être pratiquées successivement sur le même individu avec des résultats très satisfaisants l'une et l'autre.

C'est dans le cancer rectal, que les opérations palliatives triomphent par la supériorité des succès qu'elles donnent.

L'intervention chirurgicale dans le cancer de l'utérus est aujourd'hui très discutée. Deux méthodes sont en présence : l'hystérectomie partielle, qui donne 8 0/0 de mortalité, et l'hystérectomie totale par le vagin qui compte 25 0/0 de mortalité. S'il est facile de poser la gravité opératoire de ces deux opérations, on ne peut encore juger la survie qu'elles donnent ; car l'un des termes de la comparaison fait défaut. Cependant les quelques faits que nous connaissons permettent d'espérer que l'hystérectomie vaginale réalisera les espérances qu'elle a fait concevoir.

Il n'est pas douteux que si la mortalité immédiate de cette dernière opération descendait aux environs de 10 à 12 0/0, sa supériorité ne pourrait plus être contestée.

TABLE DES MATIÈRES

HAVRE. — IMPRIMERIE DU COMMERCE, 3, RUE DE LA BOURSE

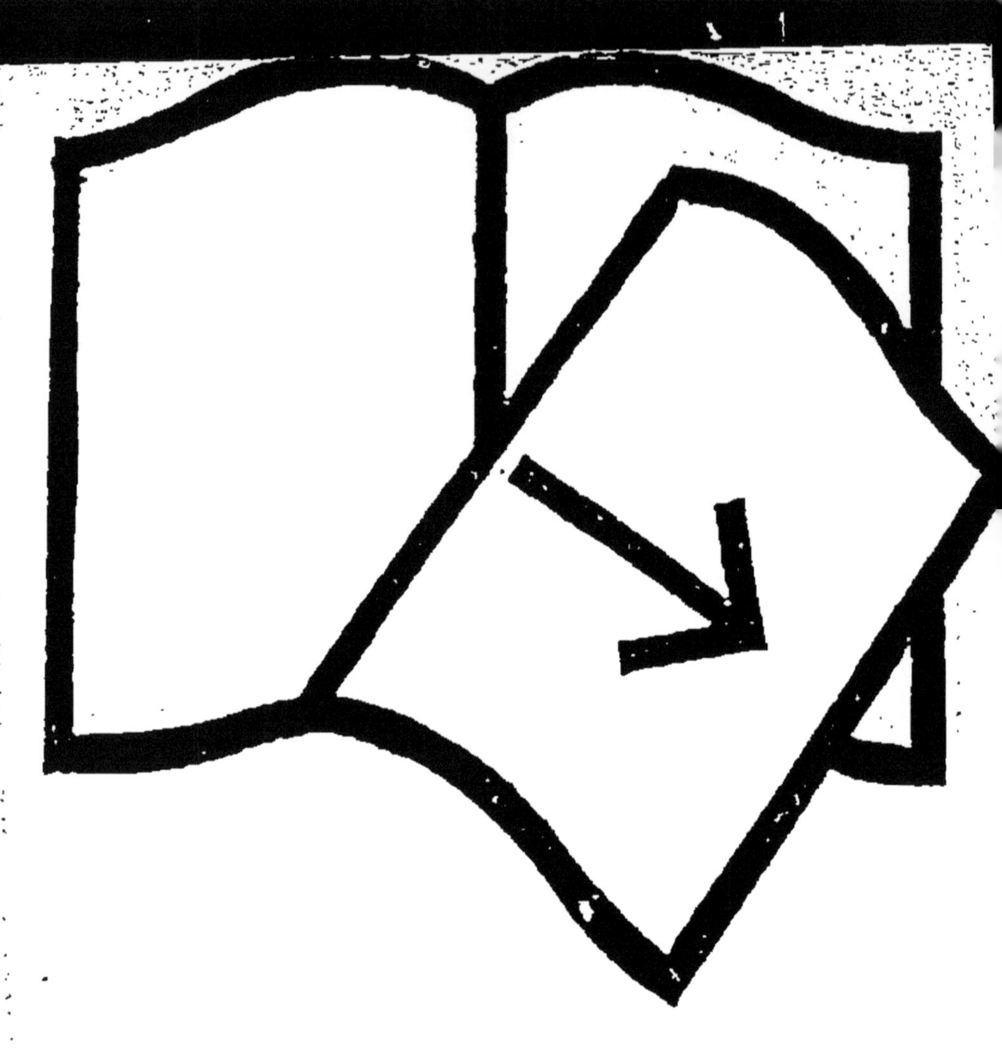

Documents manquants (pages, cahiers...)

NF Z 43-120-13